산후
다이어트
요가

이 희주 지음

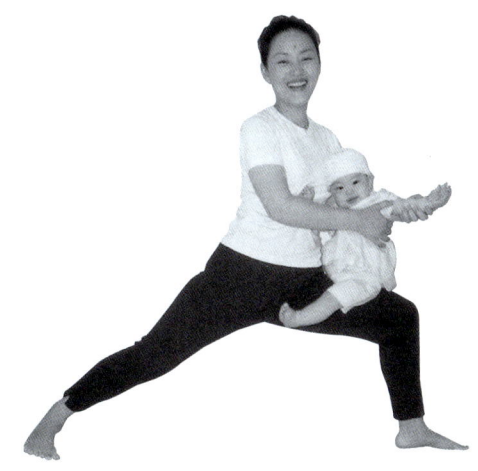

도서출판 홍익요가연구원

차례

추천의 글
감사의 글
들어가는 글 : 여성의 건강한 삶과 산후요가

제1부 건강하고 아름다운 새내기 엄마

I. 산후요가, 어떤 점이 좋아요?
1. 산후회복이 빨라요 · 14
2. 완벽한 산후 다이어트에 효과만점이에요 · 19
3. 균형잡힌 몸매를 가꾸어요 · 23
4. 아기의 생명수, 젖이 잘 나와요 · 26
5. 에너지가 샘솟아요 · 33
6. 산후우울? 걱정없어요 · 34
☑ 산후요가 체험기-요가, 임신 그리고 성스러운 사랑 · 38

II. 산후요가, 어떤 산모에게 필요하나요?
1. 자연적인 방법으로 산후조리를 하고 싶은 분 · 51
2. 첫째를 수술로 낳고 둘째를 자연분만하고 싶은 분 · 52
3. 출산 후에 계속 직장을 다니는 분 · 53
4. 제왕절개술 후 빠른 회복을 원하는 분 · 55
5. 노산(老産)으로 산모와 아기의 건강이 걱정되는 분 · 56
☑ 산후요가 체험기-몸이 제자리를 잡는 느낌이 쏙쏙 들어요 · 58

III. 우리 몸엔 우리의 산후조리법이 좋아요
1. 삼칠일 : 가장 중요한 산욕기 · 61
2. 백일 : 첫번째 생명주기의 시작과 끝 · 67
3. 첫돌 : 사시사철의 순환 · 70
☑ 산후요가 체험기-첫 아기를 수술로 낳고 둘째는 자연분만에 성공! · 73

IV. 산후요가, 생명 에너지를 활성화시켜요
1. 생명창조의 우주 에너지를 흡수하는 산후요가 · 77
2. 임신출산에 관련된 주요 차크라 · 81
☑ 산후요가 체험기-스무 시간의 산고를 한 시간으로 줄여준 산후요가 · 85

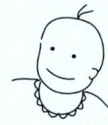

제 2 부 아기와 함께 요가를 시작해요

I. 수련을 시작하기 전에 알아두세요
1. 일반적인 주의사항 · 92
2. 회음절개를 했을 때의 주의사항 · 94
3. 제왕절개수술을 했을 때의 주의사항 · 97
4. 유산했을 때의 주의사항 · 98
✉ 산후요가 체험기-아기낳고 더 예뻐졌대요 · 99

II. 산후에 좋은 휴식과 이완자세 · 102
✉ 산후요가 체험기-미국의사도 놀란 요가 베이비 출산기 · 114

III. 산후의 바르게 움직이기 : 요가자세
1. 삼칠일동안의 산후요가 · 117
2. 제 4~7주를 위한 산후요가 · 130
3. 제 8주~백일을 위한 산후요가 · 154
4. 백일~6개월의 산후요가 · 175
✉ 산후요가 체험기-거꾸로 선 아기를 자연분만하고 산후요가까지 · 186

IV. 산후의 바르게 숨쉬기와 바르게 마음갖기 : 요가호흡법과 명상법
1. 스트레스를 없애고 활력을 되살리는 요가호흡법 · 190
2. 새내기 엄마를 위한 명상법 · 198
✉ 산후요가 체험기-진통을 미리 나누어준 요가 · 202

특별부록 : 맞춤형 산후요가 프로그램 브로마이드
- ■ 주별 산후요가 프로그램
- ■ 증상별 산후요가 프로그램
- ■ 제왕절개수술 후의 프로그램
- ■ 유산 후의 프로그램

추천의 글

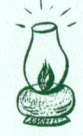 언제쯤인가? 벌써 10년의 세월이 흘렀다. '임산부요가' 라는 주제로 이 땅의 여성들에게 요가를 통하여 자연분만과 건강, 그리고 우리 정신에 대한 긍지를 가질 수 있는 내용의 책을 써보라고 필자에게 권유한 적이.

그 당시 필자는 이렇게 말하며 의아해했다.

"제 자신, 아직 요가와 동양철학의 원리에 관한 공부와 수련이 부족한데 어찌 책을 쓸 수가 있습니까?"

그에 나는 말했다.

"한번의 시간여유를 줄 테니 5년간 더 공부하고 그 땐 책을 써라."

그 기억이 엊그제 같은데 약속대로 「쉬운 요가 편안한 임신」이라는 책이 쓰여졌다. 그리고 턱없이 부족한 조산원과 제왕절개술 세계 1위의 이 땅에서 자연과 건강 그리고 요가라는 의미가 수많은 우리의 임산부들에게 크고 작은 기쁨과 행복의 아름다운 다리를 놓고 있다.

그 당시 연구원의 학술팀에서는 이것이 시발점이 되어 사회에 영향을 주면 우리나라 사람의 근성으로 봐서 분명히 자칭 무슨무슨 임산부수련 전문가라며 유사 프로그램, 모방 프로그램이 등장하고 기업들조차 새로운 시장을 얻기 위해 뛰어들 것이라고 예견했다. 그래서 일부 제자들은 대중적으로 너무 널리 공개되는 책이나 자료보다 조용히 연구원 자체의 수련 프로그램으로 진행하자는 의견을 내기도 했다.

그러나 우리는 사리사욕이나 다소 엉뚱하고 과욕을 부리는 개인이나 집단을 염려하기보다 세상의 상식 곧, 자연의 법칙과 원리를 믿기로 했다. 그리하여 임산부요가 전문팀을 강화해나갔고 그 결과 아무 거리낌없이 제왕절개를 일삼는 풍토가 조금씩이나마 개선되어가고 있음을 볼 수 있다. 또 그런 변화로 인해 비록 정통요가의 입장에서는 다소 미흡하나마 일부 산부인과에서 임산부를 위한 ○○체조, ○○호흡, ○○명상이다 하면서 산전진찰 서비스 프로그램으로 만든 곳도 많이 생겼다.

그러나, 문제는 요가철학과 수련체계 그 자체가 바로 자연과학이자 인체과학이며 그 원리가 수많은 시간(학계정설로만 6천년)과 축적된 수련문화덕택에 물 흐르듯이 이어져 내려왔음을 제대로 인식했으면 하는 아쉬움이 늘 남는다는 점이다. 나는 가끔 이 땅의 삼신할머니로 상징되어온 "어머니의 대지"인 우리 모두의 고향을 복원하는 데에 우리같이 쬐그만 연구원이나 한 개인이 무슨 대단한 영향력이 있겠느냐고 생각하기도 한다.

그렇다 하더라도 의식있는 독자들에게 필자의 노력에 대한 추천서의 형식을 빌어 단 한 가지 부탁말씀을 드리고자 한다.

독자들은 왜 자연분만과 산후건강이 중요한가에 관해 좀더 자문해 보길 바란다. 유행과 문명이라는 허울좋은 허상을 좇지 말고 사람과 자연과 우주에 대해, 그리고 최소한의 생명에 대한 외경심(畏敬心)을 가지기를 소망한다.

특히 임산부요가를 지도하는 분들은 이 일이 한 생명을 다루는 차원만이 아니라 두 생명이상의 건강과 한 가족의 행복, 나아가 이 사회, 이 나라, 온인류의 영적 건강과 장래가 걸려있는 중차대한 일임을 명심하기 바란다. 진실로 임산부를 대함에 있어 무슨 기술이나 기법이나 자격증 따위보다 실제 그 속에 흐르는 영적 인연(靈的 因緣)과 보이지 않는 미래와의 연결고리가 얼마나 소중한가에 관하여 스스로 깨닫고 '양심적인 가르침'을 펼쳐야 한다.

전세계가 자본제국주의의 논리에 갇혀있다 해도 생명을 잉태하고 있는 임산부와 일부 철없는(?) 남편들을 상업적 논리에서 해방시킬 순 없을까? 조용히 지켜보고 있는 양심의 소리가 항상 침묵만을 고수하지는 않을 것이다. 이것이 자연의 법칙이므로….

  어리석은 인간들을 속일 순 있다 해도, 잠들어있는 사람들을 잠시 속일 순 있다 해도 사람의 의식이 평생 잠들어 있지는 않는다. 각자의 순수의식(純粹意識)이 각성되는 날, 오늘의 이 책이 갖는 의미가 새 날을 맞이하리라 기대한다.

  필자와 연구원의 임산부수련팀의 지도자들의 건투를 빌며 투박한 농부의 안타까운 잔소리를 그친다.

    누가 누가 불렀나
    애타게 찾아봐도
    바람소리와 계곡 물소리밖에 들리지 않는다
    어디 어디서 들려오냐
    목이 빠지게 찾아봐도
    빈 창공을 가르는 이름모를 새들만이 보인다
    그대들은 아는가
    그대들의 뱃속아이가
    그대들의 만트라(소리명상)를 애타게 듣고 싶어하는 것을
    거기에 영혼의 소리가 있다.
    거기에 고향의 시작점이 있다.

                  단기 4334년(서기 2001년) 가을걷이를 끝내고
                            봉골 갑봉재에서
                      요가수행자 이 승 용

감사의 글

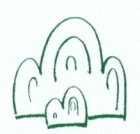 몇 해 전 우리나라에서는 처음으로 임산부를 위한 요가수련서인 「쉬운 요가 편안한 임신」을 펴냈습니다. '임산부요가' 라는 단어자체가 생소하고 신기하게 받아들여지던 그때 임산부를 대상으로 하는 전문 요가수련서를 펴낸다는 건 사실 스승님의 영적인 지도와 격려, 연구원 선생님들의 도움이 없었다면 엄두도 못 냈을 겁니다.

일반인들의 의식은 말할 것도 없고 임신한 여성 당사자조차도 왜 자연분만을 해야 하는지에 대해서나 무분별하게 한 제왕절개술이 여성의 몸에 얼마나 나쁜 영향을 끼치는지에 관한 지식과 정보는 물론 관심조차 찾아보기 힘들었으니 말입니다.

그러나, '한국정신에 입각한 요가라는 방편(方便)을 통하여 몸과 마음의 건강을 바로 잡는다' 는 연구원의 정신에 따라 사명감과 의무감으로 책을 내는 한편, 연구원에서 그리고 전국 방방곡곡을 다니며 강의와 수련지도에 시간을 바쳐왔습니다. 자연분만이 우리 여성의 출산 후의 건강과 미래의 삶은 물론 아기에게 얼마나 중요한지를 깨닫게 하고 모든 예비 엄마들이 편안하고 건강한 임신과 행복한 분만을 실제로 체험할 수 있도록 돕고 싶은 마음에 밤낮을 가리지 않았지요.

그리 길지 않은 지난 세월동안 수많은 임신부들이 「쉬운 요가 편안한 임신」을 보며 임산부요가를 수련하였습니다. 그리고 지성(至誠)이면 감천(感天)이라 하듯이 그 분들이 잔병치레 적은 튼튼하고 순하고 또롱또롱한 아기를 숨풍숨풍 낳고서 감사의 인사를 전해오고 있습니다. 이런 순간엔 더 큰 감사와 보람으로 가슴이 벅차오른답니다.

그런데, 귀여운 아가와 행복해야할 새내기 엄마들이 심신이 지칠 대로 지쳐 새로운 행복을 만끽하지 못하고 있다는 사실이 마음에 걸려 언젠가는 산후요가에 관한 책을 써야겠다고 늘 생각했습니다.

게다가 대부분의 산모들이 빠른 회복과 몸매관리를 위하여 산후에도 요가를 배우고는 싶지만 아기를 돌봐 줄 사람이 없어서 여간해서 짬을 내기 힘들어하지요. 산후요가를 집중적으로 다룬 책이 있으면 집에서라도 보고 수련할 수 있을 텐데 너무 아쉽다는 이들의 말에 늘 마음 한 구석이 무거웠답니다.

바쁘다는 핑계로 하루이틀 미뤄오던 것을 「쉬운 요가 편안한 임신」이 나온 지 5년만인 이제서야 「산후 다이어트 요가」를 내게 되었습니다. 산전(産前) 수련서를 썼으니 산후(産後) 수련서도 써야 음양이 맞다며 저를 격려하고 이끌어주신 스승님께 송구할 따름입니다. 연구원의 임산부회원이나 강의를 나가는 여러 문화센터의 회원들 가운데에는 벌써 둘째 아기까지 낳아 산후요가에 대한 관심과 갈증이 많은 그 분들에게도 비로소 면목이 서게 되었습니다.

부족한 제자가 글을 쓸 시간을 낼 수 있도록 서울의 연구원과 충주의 전원수련원을 오가며 도와주신 스승님께 다시 한번 보은(報恩)의 큰절을 올립니다.

그리고 한여름 무더위 속에서 구슬땀을 흘리며 대신 강의와 수업과 건강상담을 맡아주신 홍익요가연구원의 장영세 부원장님, 박공주 수석연구원님을 비롯한 연구원과 깨닫기건강학교의 모든 선생님들과 회원들께 감사드립니다. 특히 연구원의 임산부요가팀의 조언은 책을 쓰는데 큰 힘이 되었습니다. 또한 책을 만드는 과정의 모든 실무에 동분서주하신 최지현님께 깊은 감사의 뜻을 전합니다.

모두들 남편과 아기들 뒷바라지와 살림살이에 바쁠 텐데도 즐거운 마음으로 사진촬영에 임해주시고 감동적이며 재미있는 수련체험기까지 써주신 회원 여러분 덕분에 이 책이 더욱 생생하게 살아있게 되었습니다. 수련과 자연적인 삶의 원리를 지키려 한결같이 노력하는 양정아님, 지방의 시댁과 친정을 오가며 양가 부모님 건강을 챙겨드리는 김은주님, 첫 아기를 수술로 낳고도 둘째를 자연분만

하여 우리 홍익요가연구원의 사명을 다시금 확인시켜 주신 김봉중님, 그리고 백일을 막 지낸 귀여운 아기를 데리고 산후요가에 열심이어서 다른 임신부들의 부러움을 받고 있는 송선미님과 이영희님께 감사드립니다.

멀리 해외에서 글을 보내주신 두 분이 있는데, 미국에서 산후 백일도 안된 몸으로 글을 보내주신 박준좌님, 스승님의 가르침을 한결같이 실천하며 스승님의 나라를 생각하는 캐나다인 제자 캐티야님입니다. 그리고 이 모든 분들의 아기들과 가족들께 고맙다는 말씀을 드립니다.

늘 바빠 안부인사도 제대로 못 드리는 고향의 어머니와 가족들의 말없는 성원에 지면을 빌어 제 마음을 전합니다.

끝으로 우리 삼신할머니도 잊어서는 안되겠지요. 모쪼록 이 땅의 모든 엄마되실 분과 새내기 엄마들, 그리고 아기와 가족들에게 이 책에 담긴 요가의 향기가 은은히 퍼져 건강과 편안함이 함께 하기를 기원합니다.

단기 4334년(서기 2001년) 늦가을
갑봉재에서
요가수행자 이 희 주

들어가는 글 : 여성의 건강한 삶과 산후요가

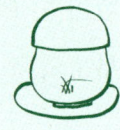 "선생님, 저예요. 어제 밤 12시쯤에 애기 낳았어요. 연구원 선생님들께 제일 먼저 알려드리고 싶어서 전화했어요. 그냥 힘 한번 주고 낳았어요. 거짓말처럼 별로 아프지도 않았구요. 정말 고맙습니다."

몇 해 전 새벽 5시. 연구원의 문을 들어서자마자 울리는 벨소리에 급하게 집어 든 수화기에서 밝은 목소리가 흘러나왔습니다.

새벽 6시에 첫 수련이 있으니 이 시간엔 이미 연구원에 계실 거라고 예상하고 전화를 했다더군요. 맏며느리인데다 서른 둘이라는 적잖은 나이의 초산(初産)인데 힘 한번 주고 아들을 낳았으니 그 기쁨이 오죽했으면 이 꼭두새벽에 잠도 안 자고 전화를 했겠어요? 그러나 축하의 말끝에 이렇게 덧붙였어요.

"전화해주셔서 고마워요. 그런데, 지금 이 시간에 산모가 웬 전화예요? 지금 중요한 것은 우리에게 인사하는 것보다 산모가 충분히 자고 잘 쉬는 거랍니다. 너무 편하게 아기 낳았다고 산후조리에 방심해선 절대 안돼요. 아셨지요?"

이제부터 시작해야하는 산후조리의 중요한 사항을 다시 한번 알려주었답니다. 그런데, 석 달쯤 지나서 부부가 함께 수련을 하러 연구원에 나타났습니다. 산모의 건강이 말이 아니라면서요.

사연인즉슨 임신 중에 요가를 수련한 덕분에 분만이 너무 쉬워서 아기를 낳고 몇 시간 지나자마자 바로 일어나서 활동을 해도 별로 힘들지가 않더랍니다. 저의 주의를 듣고서도 설마하는 마음에 산후조리를 채 한 달도 않고 바로 일을 시작했다지 뭐예요. 결국 두 달쯤 지나면서부터 기력이 없고 손발이 저리고 여기저기 아프기 시작했답니다. 그래서 뒤늦은 후회를 하며 다시 몸을 추스르기 위해 연구원으로 나온 거지요. 선생님들 뵐 면목이 없다면서요.

부른 배를 안고서 몇 달 동안 고생(?)하여 어려운 조건과 상황을 극복하고 자연분만에 성공한 기쁨도 잠시, 이렇게 금세 쩔쩔매게 될 거라고 당사자나 가족 중 누가 예상이나 했겠어요? 산후조리란 임신과 출산의 연속과정으로서 마무리에 최선을 다해야 함에도 불구하고 순간의 방심으로 인해 스스로 다 된 밥에 재 뿌리는 식이 되기도 합니다.

참으로 놀라운 일은 이 산모처럼 많은 임산부들이 산후조리에 관해 의외로 잘 모른다는 사실입니다. 연구원에서 자연분만을 위한 임신 중의 요가와 산후요가를 지도하기 시작했을 때 저를 비롯한 연구원의 선생님들은 임산부들이 산후조리에 관해서 어느 정도의 기본상식은 알고 있을 거라고 생각했는데 실제는 그렇지 않더군요. 우리 연구원에서 수련하는 임산부회원들은 나이가 비교적 많고 교육수준도 높으며 전문직에 종사하는 경우가 대부분인데도 불구하고 말입니다.

보통 임신부들은 분만예정일이 다가올수록 아기를 하루라도 빨리 낳았으면 좋겠다고 말합니다. 태산처럼 불러오는 배를 감당하기가 힘든데다가 태어날 아기에 대한 기대감 때문이겠지요. 그런데 막상 아기를 낳은 직후부터는 아기를 키우는 것은 말할 것도 없고 아기를 낳은 후 제 몸 하나 추스르는 것이 이렇게 힘든 일인 줄 몰랐다고 입을 모으더군요.

또 잘 쉬어야 한다는 것을 잘못 이해하여 '운동은 무슨 운동, 무조건 누워 쉬어야지' 하며 꼼짝도 않는 산모, 축하전화와 찾아오는 사람을 뿌리치지 못해 피곤해도 모두 만나고 인사하는 산모, 땀나고 더운 것을 못 견디고 가족 몰래 찬물을 먹거나 심지어 아이스크림을 먹는 등등 요즘 산모들이 산후조리를 하는 모습을 보면 정말 걱정스럽습니다.

설령 어느 정도 예비지식이 있다고 해도 가정에서나 사회적 여건이 산모가 마음놓고 충분히 산후조리를 하기에는 아주 열악하지요. 더욱이 직장에 다니는 산모는 더욱 힘든 게 현실입니다.

사회적으로 생활수준과 교육과 경제수준이 전반적으로 높아지고 인터넷이다 IT(Information Technology)산업이다 하여 전세계의 정보가 한 손에 들어온다는 요즘입니다. 그런데 정작 생명이 시작하는 첫 순간과 가장 기본적인 건강에 관한 지식과 정보에는 너무나 어두워 자기 몸을 망가뜨리는 일들이 흔하게 일어나는 것은 참으로 안타까운 현실입니다.

　　산후회복기간은 임신기간에 비해 상대적으로 짧은 시간이지만 그 중요성은 더욱 큽니다. 똑같은 조건으로 자연분만을 했다 하더라도 산후조리를 어떻게 했느냐에 따라 결과는 180° 달라질 수 있습니다. 그것은 분만 후 일정한 기간동안 산모의 기초대사량이 높아지기 때문이지요. 그로 인해 이 기간에는 여성의 몸에 내재된 자연적인 회복력이 놀라울 정도로 왕성하게 작용합니다. 그래서 이 때에 산후조리를 제대로 충분히 하고 적절한 운동을 하면 혈액순환과 신진대사가 원활해져서 회복이 더욱 빨라집니다.

　　요가는 산모의 몸에 무리를 주지 않으면서 충분한 휴식과 운동을 동시에 주므로 그 가치가 더욱 빛납니다. 특히 산후(産後)라는 신체적, 정서적 특성을 고려한 산후요가는 빠른 산후회복을 도와 엄마와 아기가 모두 건강하고 활기차게 생활할 수 있도록 도와줍니다.

제 1 부
건강하고 아름다운 새내기 엄마

자연과의 삶 속에서
진정한 화해를 할 때
사람은
온갖 물리적 관념적 억압의 굴레에서
자유로워질 수 있다.

I 산후요가, 어떤 점이 좋아요?

1 산후회복이 빨라요

인생에서 여성의 몸은 크게 세 번 변화합니다. 초경(初經)→임신출산(姙娠出産)→폐경(閉經)이 바로 그것인데 임신출산은 초경이나 폐경과 비교해 볼 때 세 가지의 중요한 차이점이 있습니다.

하나, 임신출산은 여성 자신의 의지대로 충분히 조절하고 대비할 수 있습니다. 원하는 시기와 원하는 횟수만큼 조절할 수 있으므로 마음만 먹으면 임신을 하기 전부터 임신출산에 대비하여 모든 부분을 충분히 준비할 수 있지요.

최소한 임신 3개월 전부터 부부가 함께 금주, 금연을 실천하며 건강한 몸과 마음을 만들어 순조로운 임신출산을 위해 철저하게 준비하는 것이 필요합니다.

또 수련을 통해 자연분만의 장애가 되는 요인들을 해결하는 것도 임신 이전부터 시작해야 할 일이지요. 부모로서의 역할에 대한 마음의 준비, 육아에 필요한 경제적인 기반을 마련하는 계획도 물론 포함해야겠지요.

둘, 임신출산은 월경전증후군, 월경통, 불순과 같은 여성건강의 문제거리를 한꺼번에 해결할 수 있는 중요한 계기가 됩니다. 임신과 출산을 거치면서 자궁은 새로이 탄생하고 나아가 여성의 몸과 정신 전체가 새로이 태어나는 것과 같아요. 그래서 산후에 다시 시작하는 월경은 새 자궁에서 나온다고 볼 수 있습니다. 한 달에 한 번씩 겪어야 하는 변화의 주기가 편안하고 상쾌하다면 여성으로선 복(福)받은 일이지요. 이렇게 임신과 출산은 여성의 운명을 바꿀 수도 있는 중요한 변수로 작용합니다.

셋, 초경과 폐경은 일생에 한 번이지만 임신출산은 여러 번의 기회를 가질 수 있습니다. 우리는 주변에서 산후조리를 잘못해서 몸이 허약한 여성은 다시 한 번 아기를 낳고 산후조리를 단단히 해서 몸을 만들어야 한다는 이야기를 흔히 듣습니다. 임신출산을 여러 번 할 수 있다는 사실은 바로 여성에게는 자신의 건강과 행복을 위한 기회가 여러 번 주어진다는 의미입니다.

특히 자연분만을 했느냐 못했느냐 하는 문제와 그 다음에 바로 이어지는 산후조리의 성공여부에 따라 엄마로서 아내로서 한 여성으로서의 자신의 건강과 미래가 달려있다 해도 과언이 아닙니다.

임신과 분만과정에서 자신만만했던 사람들도 아기를 낳은 후에는 몸이 영 말을 듣지 않아 속으로 '이거 장난이 아니네' 하는 생각을 많이들 한답니다. 게다가 여간해서 줄지 않는 몸무게, 손목이나 발목 등 여기저기 시큰거리는 관절, 불어난 젖가슴은 무겁기만 하고 보기에도 부담스러워 슬슬 걱정이 되기 시작하지요.

이럴 때에 요가는 산모 여러분의 걱정을 덜어줍니다. 산후요가는 빠른 산후회복을 돕는 것은 물론 산후의 다이어트, 아기와 엄마에게 꼭 필요한 휴식과 안정을 찾을 수 있는 지름길이지요. 산욕기 초기의 산모에서부터 출산한 지 이미 몇 개월이 지난 젖먹이 엄마도 늦지 않았으니 지금부터라도 수련을 시작하시기 바랍니다.

임신기간 동안에는 순산을 하기 위해 몸을 열고 펼치고 늘이는 것에 중점을 두었던 반면 산후에는 몸을 닫고 줄이는 수련을 해야 합니다. 산욕기 동안 산모의 몸에서는 다음과 같이 특징적인 세 가지 현상이 나타나는데, 잘 짜여진 산후요가를 수련하면 이 과정을 모두 촉진시킬 수 있습니다.

하나, 퇴행성(retrogressive) 과정으로 생식기관이 임신 이전의 정상상태로 되돌아가는 현상입니다. 이를 퇴축(involution)이라 하는데 분만 후 첫 3~4일이 퇴축이 가장 빨리 진행되는 가장 중요한 시기입니다. 정상적인 자연분만을 했을 경우 삼칠일이 지나면 대체적으로 ①태반부위를 제외한 자궁내막이 재생

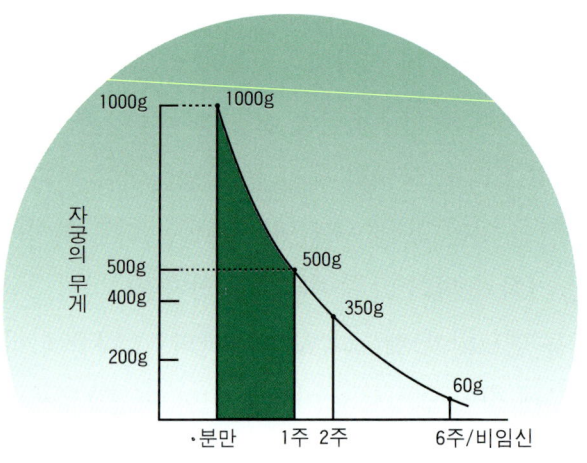

〈임신 전, 중, 후 자궁의 무게변화〉

되며 ②오로가 그치고 ③회음절개부위가 치유되어 회복되고 ④임신 중에 증가했던 체내 혈액량이 평소 수준으로 줄어듭니다.

1 자궁퇴축이 빨라요

분만 후의 자궁은 시간이 지남에 따라 크기가 빠르게 줄어들면서 자연히 임신이전의 상태로 회복됩니다. 분만을 끝낸 지 12시간 이내에 배꼽 위 1cm에 위치하며 그 이후 매일 1~2cm씩 밑으로 내려갑니다.

7일째에는 분만 전 1,000g에 달하던 자궁의 무게가 절반으로 줄어들고 6주 후에는 50~60g으로 임신 이전의 무게와 크기로 줄어듭니다. 이처럼 자궁퇴축은 분만 후 첫 1주에 급속히 줄어들며 이후에는 천천히 진행되는 특징이 있습니다.

이런 점을 감안한다면 이 시기에 적절한 산후요가를 수련하면 그만큼 자궁퇴축이 빠르다는 것을 알 수 있지요.

한 가지 꼭 알아두어야 할 중요한 사실은 엄마젖(母乳)을 먹이면 자궁퇴축이 빠르다는 점이에요. 이는 젖을 나오게 하는 호르몬인 옥시토신(oxytocin)이 자궁수축을 촉진시키기 때문이에요(엄마젖이 좋은 이유는 다음에 더 자세히 설명하겠습니다).

2 오로(lochia)가 빨리 그쳐요

오로(惡露)란 분만 후에 질을 통해 나오는 분비물로서 분만 후 3~4일에는 붉은 빛의 오로(적색오로, lochia rubra)가 나오다가 그 이후에는 시간이 지날수록 점점 갈색(장액성오로, lochia serosa)으로, 그다음에는 백색(백색오로, lochia alba)으로 변합니다. 개인에 따라 오로의 양이나 배출기간이 다르지만 대개 3주면 그칩니다.

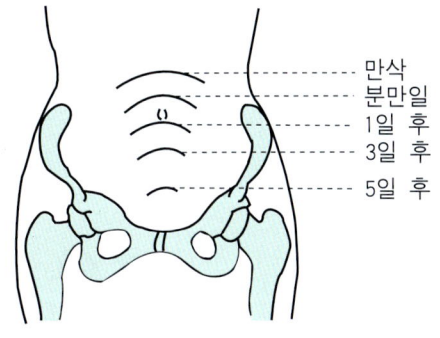

〈자궁퇴축의 진행과정〉

오로는 분만 후에도 남아있던 자궁 속의 여러 가지 노폐물이 밖으로 배출되는 것입니다. 그러므로 오로가 짧은 기간 내에 그친다면 자궁내막의 치유와 재생이 그만큼 잘 진행되고 있다는 뜻이지요.

산후요가를 하면 세포 하나하나의 재생력이 왕성해져 회복이 빨라지고 호르몬의 균형 또한 빨리 회복됩니다. 그만큼 오로도 더 짧은 기간에 모두 빠져나가니 생활의 불편도 빨리 없어지고 기분도 훨씬 상쾌해지겠지요.

3 질과 회음부의 회복도 빨라요

회음절개부위와 회음부의 열상(裂傷)이 있을 때는 대개 3~5주가 지나야 부종과 통증이 사라집니다. 회음절개한 부분은 봉합이 잘 되면 3~4주에 회복되

 참고 : 오로

혈액을 포함하여 자궁내막이 치유되면서 생기는 탈락막, 영양막, 상피세포, 백혈구, 점액, 박테리아 등으로 이루어집니다.

어 비임신 여성과 거의 구분하기 어려울 정도가 됩니다.

분만으로 인해 회음부의 근육에 심각한 손상을 입으면 점차 세월이 흘러 중년이후에 자궁전위(轉位), 직장류(rectocele), 방광류(cystocele)가 생길 수도 있습니다.

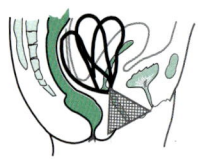 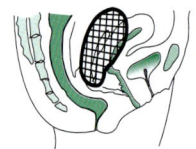 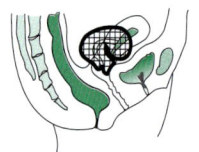 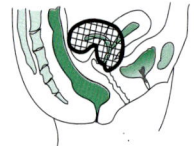

〈정상적인 자궁과 비정상적인 자궁의 위치〉

에스트로겐(estrogen)의 감소로 얇아졌던 질의 점막은 산후 3~4주에 난소의 기능이 회복되기 시작하면서 점점 두꺼워집니다. 자궁과 질을 지지하는 근육이나 인대는 상당한 시간이 지나야 정상적인 크기와 위치를 회복합니다. 자궁과 골반근육의 회복과 복구가 제대로 이루어지지 않으면 노년이 되었을 때 자궁탈수(prolapse of uterus)의 위험이 있습니다.

강력한 회음부운동인 아스위니 무드라(119~120쪽 참고)를 포함하여 산후에 몸의 상태에 맞는 적절한 산후요가를 수련하면 이런 문제들을 예방하고 개선할 수 있어 정말 좋아요. 이런 요가자세들은 회음절개부위의 혈액순환을 도와 상

 참고

- 에스트로겐(estrogen) : 주로 난소에서 분비되어 난포를 성숙시켜 여성의 2차 성징(性徵)을 나타나게 하는 여성호르몬입니다. 월경주기, 생식기 운동, 수정, 착상 등에 영향을 줍니다.
- 자궁전위(子宮轉位) : 정상적인 자궁의 위치는 앞으로 기울어져 있고 똑바로 섰을 때는 방광 위에 평평하게 얹혀있어야 하는데 각도가 달라지거나 뒤로 기우는 것을 자궁전위라 합니다. 이런 자궁의 위치이상은 아랫배의 통증, 요통, 잦은 소변, 생리불순, 불임 등의 원인이 되기도 합니다.
- 자궁탈수(prolapse of uterus) : 자궁을 지지하는 근육과 근막의 이완성이 떨어져서 정상적인 위치보다 아래로 처지는 증상입니다. 이렇게 되면 서거나 걷기만 해도 심한 통증을 느낄 정도가 됩니다.
- 류(瘤) : 근육이나 혈관의 탄력성이 떨어져 늘어난 상태와 증상을 말합니다.

처가 빨리 아물도록 하며 근육과 인대의 긴장성과 탄력성을 회복시키기 때문이지요. 그래서 꾸준히 수련하면 자궁의 위치도 바로 잡을 수 있어요.

둘, 진행성(progressive) 과정으로 아기의 생명을 유지시키기 위한 어머니로서의 신체가 새롭게 작동하는 과정입니다. 곧 젖가슴이 커져 젖이 나올 준비를 합니다.

셋, 정신적인(psycological) 과정으로서 심신의 안정을 통하여 어머니로서의 변화된 자아에 적응하고 역할을 익히는 조율과 적응이 필요합니다.

산후회복이 정상적으로 또는 그보다 더 잘 진행되면 그에 따라 불어난 몸무게도 쉽게 빠지니 일석이조이지요.

이처럼 산후요가는 산모 자신이 가진 내재적인 복원력과 자연치유력을 빠른 시간 안에 일깨워 줍니다. 인체는 우리가 생각하는 것보다 훨씬 놀라울 정도의 복원력과 잠재성을 가지고 있습니다. 우리 여성이 안정적으로 자신의 건강과 삶을 스스로 조절하고 가꿀 수 있는 가장 자연적인 방법을 배운다는 것은 정말 의미있는 일입니다. 그것은 오늘날의 이 무지막지한 공해시대에 여성으로서 어머니로서 아내로서 살아가는데 있어 메마른 땅을 촉촉히 적시는 단비를 만나는 것과 같을 거예요.

2 완벽한 산후 다이어트에 효과만점이에요

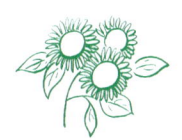

임신 7개월째에 몸무게가 무려 20kg 가까이 늘어난 임신부가 연구원으로 찾아온 적이 있었습니다. 몸무게가 지나치게 늘어나서 자연분만은 둘째치고 당장 몸이 너무 힘들어서 '요가를 수련하면 살이 덜 찌고 몸이 가뿐해질까?' 하는 기대를 가지고 왔다는 거지요. 그리고 당연히 출산 후에 이 몸무게를 다 뺄 수 있느냐 하는 것도 중대관심사였습니다. 그 분에게는 다음과 같은 이야기를 해주었습니다.

"지금 당장 해야 할 첫 번째 일은 몸무게가 더 이상 늘어나지 않도록 하는 거예요. 출산 전까지 열심히 수련하면 혈액순환과 신진대사가 잘 되어 살이 덜 찌고 체력을 기를 수 있어 관절도 덜 아프고 몸도 가볍게 느껴질 거예요. 그러면 자연분만도 쉬워지지요. 살을 빼는 건 그 다음의 일이구요.

분만 후에는 특별히 산후조리에 신경을 더 써야 합니다. 몸을 따뜻하게 해야 하며 몸이 회복되는 정도에 따라 반드시 산후요가를 수련하도록 하세요. 이 두 가지만 제대로 해도 원하는 대로 다이어트도 하고 건강도 지킬 수 있어요."

요즘은 마치 온나라가 다이어트 강박관념에 휩싸여 있는 듯합니다. 수많은 산모들이 나온 배가 분만 후에 다시 잘 들어갈지, 처녀 때처럼 날씬한 허리를 유지할 수 있을지, 처진 엉덩이와 불어난 젖이 다시 팽팽해질지를 걱정하고 있습니다. 심지어 어떤 산모들은 살찔 것을 걱정하여 임신 중이나 산후조리기간에조차도 제대로 먹지 않습니다. 그래서 자신의 건강을 해치는 것은 물론이거니와 아기에게 줄 젖조차 나오지 않으니 이중삼중으로 고생하게 될 뿐이지요.

또 어떤 산모는 다이어트에 좋다며 분만 후 바로 거들이나 코르셋을 입기도 하는데 이렇게 몸을 꽉 조이는 속옷은 혈액순환과 피부호흡을 방해하기 때문에 오히려 산후회복을 더디게 하며 다이어트에도 역효과를 나타냅니다.

산후 다이어트의 핵심은 건강을 지키면서 몸무게를 줄여야 한다는 점입니다. 또 아기에게 줄 젖을 만들어야 하고 아기를 보살피고 키우기 위한 체력이 필요한 이 때에 먹지 않고 몸무게를 줄이는 방법은 거의 실현불가능할 뿐 아니라 산모와 아기의 건강을 모두 해칩니다. 이 모든 문제를 풀어주는 것이 바로 산후요가입니다.

산후요가는 해부학, 생리학, 심리학 등 모든 차원에서 그 어떤 운동시스템보다 산모의 몸과 마음에 매우 잘 맞아 건강과 다이어트를 한꺼번에 잡을 수 있지요. 전세계적으로 유명한 팝스타 마돈나, 수퍼모델 신디 크로퍼드, 제리 홀이 아기를 낳은 뒤 더욱 날씬하고 아름다운 몸매와 성숙함을 유지하는 비결이 요가라는 것은 이미 세계가 다 아는 사실입니다.

1 몸을 따뜻하게 만들어 다이어트 효과를 내는 산후요가

아기를 낳은 후 땀을 무진장 흘리고 소변을 많이 보는 이유가 뭘까요? 그것은 산모의 몸이 임신 이전의 상태로 돌아가기 위한 자연적인 현상으로 소변과 땀을 통한 수분배출은 산후에 몸무게를 줄이는 결정적인 역할을 해요.

분만 후 12시간 내에 이뇨작용이 활발해져서 길면 5일째까지 소변의 양과 소변보는 횟수가 많아집니다. 이처럼 산후 1주일 내에는 신장(kidney)의 수분대사가 활발해져서 소변과 땀이 아주 많이 납니다. 이와 같은 비뇨기계의 변화와 작용으로 인해 분만 후 첫 2주 동안에 몸무게가 급격히 줄다가 그 후 6주 동안에는 서서히 빠지지요. 이러한 변화를 이해한다면 우리의 전통적인 산후조리방법에서 몸을 따뜻하게 보온하라고 강조하는 것이 얼마나 과학적이며 중요한지 알 수 있습니다.

일반적으로 땀이 난 뒤에는 땀구멍이 열려있어 외기(外氣)와의 소통이 더욱 쉬워집니다. 게다가 산모의 몸은 모든 체조직과 뼈, 관절, 근육 등이 느슨해져 있으니 땀이 난 뒤 냉기의 침입을 받으면 몸이 상할 위험이 더 크지요. 특히 땀이 난 뒤 선풍기나 에어컨의 찬 바람을 직접 쐬거나 차가운 물로 몸을 씻는 일은 우리나라 산모에게는 매우 위험합니다.

이 때 냉기는 뼛속까지 침입하므로 아무리 옷을 껴입어도 으실으실 춥고 관절 마디마디가 시리고 시큰거리며 기운을 차리기 힘든 산후풍(産後風)에 걸릴 가능성이 높아지지요. 심하면 세월이 흘러 중년에 이르러서도 자녀의 생일 곧, 산달 때마다 주기적으로 몸이 아픈 경우도 있답니다. 그래서 산후조리를 잘못하면 평생 골병(骨病)든다는 말이 생긴 거지요.

 참고 : 신장(kidney)

혈액을 여과한 뒤 방광을 통하여 몸 밖으로 노폐물을 배출하는 중요한 기능을 합니다. 이렇게 소변을 통해 노폐물이 배출되면 혈액의 구성 및 산염기의 균형, 삼투압, 유기물과 무기물의 농도도 조절됩니다.

산후요가를 수련하면 ①혈액순환과 대사작용이 활발해져서 몸을 따뜻하게 만들고 ②몸속의 노폐물을 신속하게 배출시키므로 자연스럽게 다이어트 효과를 볼 수 있고 ③신장과 방광의 부담도 줄일 수 있으며 ④체력을 낭비하지 않고 산모에게 꼭 필요한 에너지를 만들어 내므로 여러모로 아주 좋아요.

2 몸의 탄력성을 되살려 다이어트 효과를 내는 산후요가

탄력없이 늘어진 살 때문에 출산 후에 제대로 맞는 옷이 없어 한숨쉬며 온몸이 무거워 기분까지 우울한 기억이 누구나 있을 거예요. 두세 겹으로 접히는 뱃살은 아가의 귀여운 웃음으로도 풀리지 않는 고민거리이지요.

늘어져 있던 뱃가죽(腹壁)의 탄력을 되찾으려면 어떻게 해야 할까요? 먼저 우리 배의 근육을 알고 그에 맞는 운동을 해주면 그 효과가 더 커질 거예요.

배의 근육들은 크게 가로(복횡근, transversus abdominis), 세로(복직근, rectus abdominis), 양쪽 대각선(복사근, abdominal oblique)방향으로 있습니다.

그런데, 제대로 운동을 하지 않으면 임신 중에 늘어나서 서로 거리간격이 멀

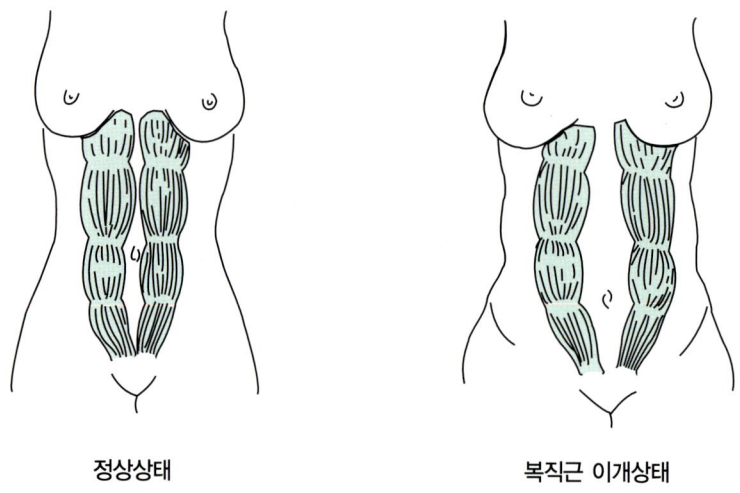

정상상태   복직근 이개상태

〈정상상태의 복직근과 복직근 이개상태〉

어진 배 중앙의 세로방향의 근육인 복직근이 회복되지 않는 복직근이개(diastasis recti abdominis) 현상이 나타날 수 있으므로 주의해야 합니다.

산후요가 수련은 몸을 닫고 줄이는 데 중점을 둔다는 말 기억하시지요? 배의 근육이 회복되는 정도는 임신이전의 상태와 지방의 양 그리고 운동 정도에 따라 개인차가 매우 크므로 산후요가 운동법은 아주 중요하지요.

산후요가를 수련하면 ①배 근육들을 골고루 수축시키며 서로 조화를 이루도록 하고 ②근육과 피부의 탄력성을 빨리 회복할 수 있어요.

3 균형잡힌 몸매를 가꾸어요

1 바른 자세를 만드는 산후요가

척추전체를 척주(vertebral column)라고 하는데 척주는 우리 몸을 지탱하는 대들보로서 몸무게를 감당하고 충격을 흡수할 수 있도록 옆에서 봤을 때 완만한 S자 곡선을 그리는 것이 정상입니다.

그런데 임신을 하여 배가 불러올수록 무게중심이 앞으로 쏠려 허리곡선이 더 앞으로 나오고 어깨는 앞으로 숙여지는 것이 일반적입니다. 이러한 척주곡선의 변화가 임신 중에 요통을 일으키는 원인이지요. 만약 산후에 이렇게 변화된 척추의 곡선을 되돌려 놓지 않으면 자세가 구부정해져 산후요통을 일으키는 것은 물론 상대적으로 키도 작아 보입니다.

산후요가를 수련하면 ①척추의 배열과 구조를 다시 바로 잡아 균형잡힌 몸매를 만들 수 있어요. 그리고 ②느슨해진 척추주위의 근육과 인대를 빠른 시일 내에 원상태대로 되돌리고 ③등근육의 힘을 길러서 산후요통에서 해방될 수 있지요. 게다가 꾸준히 수련하면 임신 전부터 안고 있던 여러 가지 척추의 이상, 예를 들어 골반의 좌우대칭이 안 맞거나 척추후만(kyphosis), 전만(lordosis), 또는 측만(scoliosis)과 같은 문제도 함께 해결하는 기회가 됩니다. 그래서 이전보

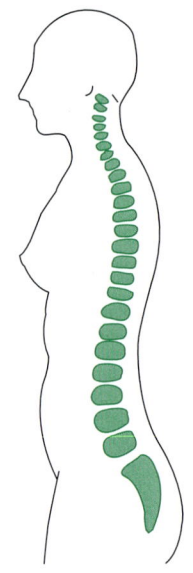 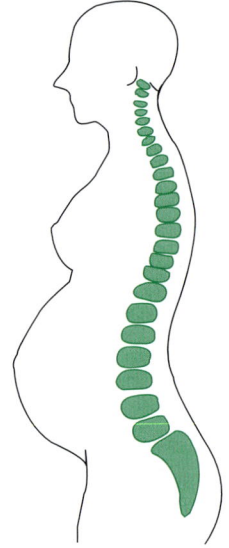

〈임신에 따른 척주곡선의 변화〉

 참고

- 척추(spine, vertebrae)의 구성

  경추(cervical vertebrae) : 머리를 떠받치는 목뼈로 7마디입니다.

  흉추(thoratic vertebrae) : 가슴부위의 갈비뼈와 연결되어 등의 윗부분을 형성하는 12마디입니다.

  요추(lumbar vertebrae) : 등 아랫부분인 허리를 형성하는 5마디의 뼈입니다.

  천추(sacral vertebrae : 허리 밑의 천골(sacrum)을 형성하는 5마디의 뼈로 등쪽의 엉덩이뼈입니다. 천추는 연골과 결합되어 하나의 큰 역삼각형을 이룹니다.

  미추(coccygeal vertebrae) : 꼬리뼈인 미골(coccyx)을 형성하는 3~4마디의 뼈입니다.

- 척추후만(kyphosis) : 척추의 곡선이 정상보다 더 뒤로 굽어져 나온 증상을 말합니다. 일반적으로 가슴부위인 흉추가 뒤로 더 나오는(後彎) 경우가 많고 허리부위인 요추곡선이 앞으로 나가지 않고 평평하게 되는 경우도 있습니다.
- 척추전만(lordosis) : 일반적으로 허리부분의 요추의 곡선이 지나쳐서 앞으로 나온 증상입니다.
- 척추측만(scoliosis) : 척주가 옆으로 굽은 것으로 등쪽 근육의 질병이나 척추뼈가 빠져나오는 것의 잘 알려진 원인입니다.

다 더 아름답고 건강하고 균형잡힌 몸매를 만들 수 있어요.

또 한 가지 놀라운 것은 키도 커진다는 사실! 구부러지고 휘어진 철사를 똑바로 펴면 길이가 길어지는 것과 같은 이치이지요. 어때요? 산후요가의 효과가 엄청나지요?

2 탄력있고 아름다운 엉덩이

분만을 위해서는 골반의 세 가지 주요관절이 모두 늘어나서 산도를 열어줍니다. 앞으로는 치골결합(pubic symphysis)이, 뒤로는 천미골관절(sacro-coccyx joint)이, 옆으로는 천장관절(sacroiliac joint)이 열립니다.

대부분의 산모들은 단순하게 살을 빼는 것에만 신경을 쓰지 이렇게 느슨해지고 열리고 벌어진 골반과 엉덩이를 다시 팽팽하게 조이고 닫아주는 방법에 대한 정보를 잘 모르므로 대개는 산후요가와 같은 적절한 운동을 못합니다. 그래서 아기낳은 아줌마가 아무리 날씬해도 엉덩이만은 펑퍼짐하게 표시가 나는 거예요.

산후요가는 단순하게 살만 빼는 것이 아니라 해부학적으로 골반의 골격구조를 바로 다시 조이고 닫는 것에 중점을 둡니다. 이미 앞에서 말한 것처럼 산후에는 모든 관절과 인대의 결합이 느슨해진 상태이므로 골격을 다시 짜맞추기가 더 좋습니다. 그래서 산후요가에 대한 인식을 바르게 갖고 올바른 방법으로 접근하면 이전보다 더 작고 예쁜 엉덩이를 만들 수 있습니다.

임신출산으로 인한 일반적인 척추의 변화 외에도 골반의 높낮이나 좌우균형이 맞지 않는 등 체형이 바르지 않는 경우가 있습니다. 이런 경우에는 옷맵시가 나지 않는 것은 물론이고 요통이 생기기 쉽고 무릎, 발목, 엉덩이의 관절에도 무리가 와서 손상을 입게 되지요. 이렇게 바르지 않은 체형을 바로

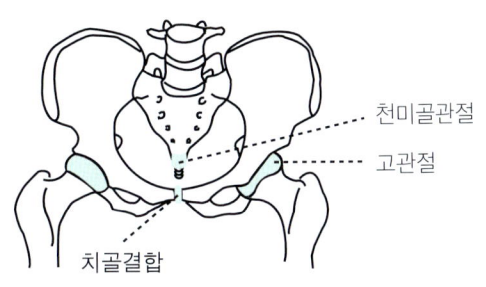

〈분만 후 느슨해져있는 주요 골반관절〉

잡고자 할 때에는 수련을 시작하기 전에 반드시 전문지도자와 상담 후에 자신의 체형과 골격구조에 맞는 잘 짜여진 프로그램을 수련하기 바랍니다.

4 아기의 생명수, 젖이 잘 나와요

1 젖의 분비과정

산모에 따라 젖이 나오는 시기는 서로 다릅니다. 어떤 산모는 분만 직후부터 젖이 나오기도 하는데 대부분의 경우 24~48시간 안에 젖이 나오기 시작합니다. 갓태어난 아기에게 젖을 먹이기 위해서 산모의 몸에서는 여러 단계의 과정을 거치는데 각 과정은 서로 다른 내분비체계의 호르몬이 상호조절하며 이루어집니다.

먼저 아기가 젖을 빨면 엄마의 뇌에 있는 시상하부에서 뇌하수체전엽을 자극합니다. 뇌하수체전엽에서는 유즙분비호르몬인 프로락틴(prolactin)이 분비되어 유선(mammary gland)에서 젖을 생산하기 시작합니다. 아기가 젖을 계속 빨면 다음 단계가 진행되는데 시상하부가 뇌하수체후엽을 자극하여 유즙사출호르몬인 옥시토신(oxytocin)을 분비합니다. 그러면 이제 젖이 나옵니다.

산후요가를 수련하면 ①자율신경이 안정되어 호르몬의 균형을 맞추고 조율

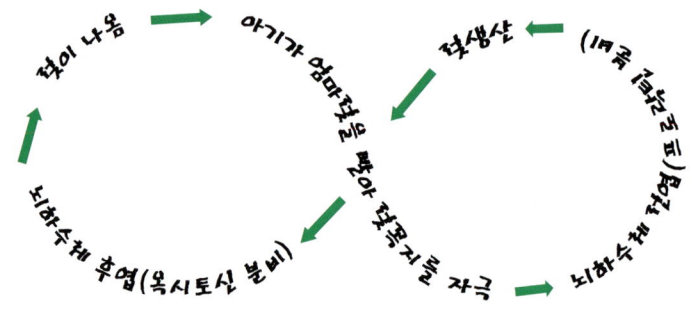

〈젖의 생산과 분비과정〉

해 줍니다. 그리고 ②젖가슴 근육을 자극하여 젖이 잘 나오게 도우면서 ③탄력성을 되찾아주지요.

2 젖을 먹이면 좋은 이유

엄마젖은 어머니 여러분, 곧 창조의 여신(女神)이 갓태어난 아기에게 주는 생명수입니다. 젖을 먹이는 것은 다음과 같은 과학적인 근거로 아기와 산모 둘 다에게 아주 좋아요. 그러므로 불가피한 경우가 아니고서는 아기에게 반드시 젖을 먹이기 바랍니다.

◇ 감염의 예방

젖을 먹이면 여러 가지 감염을 예방할 수 있습니다. 엄마젖을 먹고 자라는 아기들은 감기, 기관지염, 폐렴과 같은 호흡기 감염이나 구토, 설사 등 소화기 감염 등을 일으킬 확률이 분유를 먹는 아기들에 비해 1/4에 지나지 않는답니다. 특히 조산아에게서 흔히 나타나는 괴사성장염(necrotizing enterocolitis)을 일으킬 확률도 훨씬 적으며 그 외에 중이염과 그에 따른 청력감소의 문제도 적습니다.

 참고

- 시상하부(hypothalmus) : 내분비계와 신경계의 기능을 조절하는데 뇌하수체와 연결되어 있습니다. 시상하부는 내분비계로서 2가지 조절기능을 하는데, 먼저 뇌하수체전엽의 호르몬을 조절하여 각 호르몬의 분비나 억제를 결정합니다. 다른 하나는 뇌하수체후엽에 저장되는 자궁수축호르몬(oxytocin)과 항이뇨호르몬(ADH)을 조절합니다.
  시상하부의 신경계로서의 역할은 체온, 호흡, 혈압, 순환, 대사 등의 신체기능을 조절하고 수면, 각성상태, 공포, 불안, 분노, 격노, 쾌감, 통증 등의 정서상태를 포함한 행동기능을 조절합니다. 또한 신체의 모든 불수의(不隨意)적인 활동에도 관여합니다.
- 뇌하수체(pituitary gland) : 대뇌 밑에 있는 완두콩만한 작은 기관으로 성장호르몬을 비롯한 여러 호르몬이 분비되며 갑상선, 부신, 성호르몬의 분비에 영향을 줍니다. 전엽호르몬은 성장, 생식기의 발달, 모유분비를 자극하며 후엽에서는 근육을 자극하여 자궁을 수축시키는 호르몬을 저장하고 내보냅니다.

이는 분만 후 3~4일에 분비되는 초유(初乳)를 비롯하여 젖에는 신생아에게 꼭 필요한 면역세포와 면역물질이 들어있기 때문이지요. 특히 초유(初乳)의 면역글로불린은 세균이나 바이러스에 대항하는 최초의 면역체가 되어 영아기에 치명적인 여러 가지 감염을 예방합니다.

또 초유에는 장에서 완화제 역할을 하는 비타민 A가 성숙한 젖에 비해 더 많아요. 비타민 A는 태변이 배설되는 것을 도우므로 결국 신생아 황달을 예방하는 데에도 좋답니다.

세계보건기구(WHO)에 따르면 엄마젖을 통해 에이즈(AIDS)에 감염되어 사망할 위험보다 엄마젖을 먹지 못해 생기는 사망위험이 훨씬 높다 합니다.

◇ 알맞은 영양

모든 포유동물은 각각의 고유한 유전특성을 가지고 있고 그에 따라 자기 새끼를 위한 젖이 나옵니다. 그러니 그 구성성분도 각기 다른 것은 당연하지요.

엄마젖에 들어있는 단백질인 훼이(whey)는 소화흡수가 잘 되는 양질(良質)의 단백질입니다. 그에 비해 분유의 단백질인 카제인(casein)은 크고 단단한 덩어리를 형성하여 소화시키기 어렵습니다. 그래서 분유를 먹으면 오랫동안 배가 불러 분유를 먹는 시간간격이 길어질 수 밖에 없어요. 젖을 자주 먹이는 것이 귀찮아서 분유를 먹인다면 엄마는 편해서 좋을지 몰라도 아기는 늘 소화불량일 수 있어요.

또 우유에는 젖보다 3배나 많은 양의 단백질이 들어있는데 이는 사람에 비해 빠른 속도로 몸무게가 늘고 근육이 발달하는 소의 특성상 꼭 필요한 것입니다.

 참고

- 조산아 : 보통 29주에서 38주 안에 태어난 아기를 가리킵니다.
- 괴사성장염(necrotizing enterocolitis) : 신생아의 장관(腸管)벽에 혈액이 줄어들면 장효소가 장벽을 파괴합니다. 이에 세균이 증식하여 가스가 생기고 궤양과 출혈이 생깁니다. 사망률이 25%에 이르지만 아직 구체적인 원인을 모릅니다.

그러나 사람은 소에 비해 몸무게의 증가보다 뇌를 비롯한 중추신경계의 발육이 빠른데 이를 위해서는 단백질보다 유당(乳糖)이 더 필요합니다. 뇌의 발달정도와 젖에 들어있는 유당의 양은 비례하는 경향이 있으며 사람의 젖에는 포유동물 가운데 유당이 가장 많이 들어있습니다. 또 유당은 장내의 특수한 세균인 비피더스 유산균(lactobacillus bifidus)의 성장을 촉진시키며 이 유산균은 다른 유해한 균의 증식을 억제함으로써 장(腸)을 튼튼하게 합니다.

젖과 분유의 철분(Fe)을 비교하면 젖에 들어있는 철분의 흡수율은 49%이며 분유는 10%입니다. 이처럼 젖의 철분은 분유에 비해 훨씬 흡수가 잘 되므로 빈혈을 예방하지요.

젖에는 4%정도의 지방이 있는데 다른 동물의 젖에 비해 함량은 적지만 아기의 성장을 위해서는 적절한 양입니다. 이 지방의 양은 아기가 젖을 먹는 시기에 따라 달라져서 아기의 식욕을 자연스럽게 조절하여 과식(過食)을 막아 줍니다. 젖을 빨기 시작할 때에는 지방의 양이 적다가 점점 지방이 많아져 저절로 식욕이 떨어지게 하는 자동 식욕조절 장치라고 할 수 있지요.

또 젖에는 콜레스테롤이 비교적 많이 함유되어 있는데 이 콜레스테롤은 호르몬이나 신경조직의 생성발달에 필요한 성분이며 유아기에 콜레스테롤에 대한

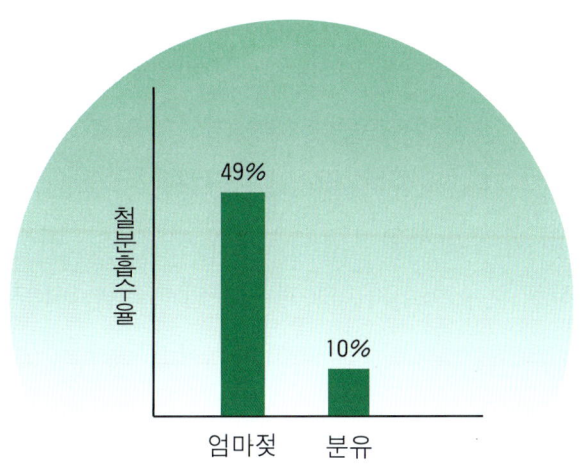

〈엄마젖과 분유의 철분흡수율〉

소화능력을 키워 어른이 되어서 콜레스테롤로 인한 질병에 걸릴 확률을 떨어뜨립니다.

◇ 알러지의 예방

갈수록 심각해지는 환경오염은 우리가 직접 마시고 접촉하는 물, 공기, 음식 등에 점점 적응하기 어렵게 만듭니다. 이로 인해 아토피성 피부염, 비염, 천식 등 여러 가지 알러지 문제로 고생하는 사람이 해마다 늘어나고 있습니다. 면역성이 약한 어린이는 당연히 알러지성 질환을 겪을 확률이 높아지지요.

그런데 알러지성 질환의 상당수가 분유나 우유의 원료인 소젖 안에 들어있는 베타-락토글로불린(β-lactoglobulin) 때문이라는 사실을 아세요? 엄마젖에는 이 물질이 없어 분유를 먹는 아기보다 알러지가 생길 염려가 적어요.

◇ 지능과 정서발달

엄마젖은 아기의 지능을 더 발달시킵니다. 사람의 지능은 타고난 능력과 교육에 의해 좌우됩니다만 연구결과에 의하면 같은 조건일 때 젖을 먹고 자란 아기는 분유를 먹고 자란 아기보다 IQ가 10정도 높은 것으로 나타났습니다. 달을 채우지 못하여 체중이 2.5kg이하로 태어나는 미숙아의 경우에는 영유아기에 엄마젖을 먹고 자랐느냐 아니냐의 차이가 더욱 두드러집니다. 이 차이가 생후 7~8년 이상 지속된다 하니 엄마젖을 먹이는 것이 얼마나 중요한지 알 수 있지요.

젖을 먹이면 직접적인 신체접촉을 통해 아기의 본능적인 욕구를 채워주므로 정서안정에도 기여합니다. 또한 아기의 정신신경을 섬세하게 발달시켜 감성이 풍부해질 뿐 아니라 아기의 사회성도 함께 발달시킵니다. 이는 결국 가정의 사회경제적인 면에서도 큰 이득이자 민족과 인류의 미래를 위해서도 한몫하는 것이나 다름없어요.

◇ 엄마의 산후회복 촉진

아기에게 젖을 먹이면 자궁수축이 잘 된다는 점 외에도 엄마에게 이로운 점이 많습니다. 젖을 계속 먹이며 젖을 만드는데 필요한 지방조직과 에너지를 소모하게 되어 몸무게가 잘 빠져요. 또한 계속 진행 중인 연구에 따르면 젖을 먹이는 엄마는 유방암이나 난소암의 위험이 적습니다.

3 젖이 잘 나오게 하는 방법

젖이 우리 아기에게 좋다는 사실은 알지만 젖이 잘 안 나와서 고민하시는 분도 많지요. 옛날 엄마들보다 요즘 새내기 엄마들은 더 잘 먹고 더 잘 쉬는데도 젖이 훨씬 부족한 이유는 뭘까요? 곰곰이 생각하면 사실 자신도 아는 것이랍니다.

하나, 사회적인 변화에 의해 결혼연령과 출산연령이 높아진 탓입니다. 아무래도 상대적으로 젊고 건강한 산모가 젖이 더 잘 나오겠지요.

둘, 일상생활의 모든 면에서 강요되는 남과의 비교, 경쟁, 너무나 빠른 변화 등에 의한 정신적인 스트레스 탓이지요. 마음이 편해야 젖도 잘 나올 뿐더러 밝

 참고 : 직장여성의 젖먹이기

아기에게 젖을 먹이고 싶어도 직장을 나가기 때문에 할 수 없이 분유를 먹인다는 엄마들이 있습니다. 그럴 때에는 아침과 저녁에는 집에서 젖을 먹이고 직장에 있을 때를 위해 미리 젖을 짜두었다가 가족이 젖병으로 먹이세요.

처음에는 직장에서도 젖이 돌아 옷을 버리는 등 난감한 경우도 생길 수 있을 거예요. 그러나 시간이 지나면 우리 몸은 신기하게도 스스로 이 시간주기에 적응하여 낮에는 젖이 마르고 아침저녁에만 젖이 돈답니다. 그러니 너무 걱정 마세요. 단, 젖병을 빠는 것보다 엄마 젖꼭지를 빠는 것이 더 어렵기 때문에 첫 6주동안에는 젖만 먹여서 아기가 엄마젖을 빠는 방법을 완전히 터득하고 익숙해진 다음에 젖병을 주어야 합니다.

짜낸 젖은 실온에서는 4~6시간 놓아두었다가 먹일 수 있으며 4°C정도로 냉장보관했을 때는 48시간 이내에 먹이면 됩니다. 만약 1~2주 이내에 먹이려면 멸균용기에 담아 30분동안 냉동실에서 급속냉각시킨 다음 −18°C이하로 냉동보관합니다.

젖먹이기 30분전에 냉동실에서 꺼내 미지근한 흐르는 물에 녹이기 시작하여 병을 흔들면서 점점 뜨거운 물로 녹입니다. 녹인 젖은 30분안에 먹이는 것이 좋아요.

주의할 점은 아기가 먹다 남은 젖은 미련없이 버리고 얼린 젖을 녹일 때에는 전자레인지에 데우거나 밤새 실온에 두고 녹여서는 안 됩니다. 영양소가 파괴되거나 상할 수 있거든요.

고 맑은 질 좋은 에너지의 젖이 나와요.

셋, 전지구적인 환경의 파괴로 인해 누구나 할 것 없이 오염된 공기와 물과 음식을 매일 먹고 마시며 살아서 몸의 자연적인 시스템이 무너진 탓이지요.

그렇다고 실망할 필요는 없어요. 아무런 대책이 없는 것이 아니랍니다. 요가는 오늘날 현대문명이 가져다 준 이 모든 대가를 상쇄하고 회복시킬 수 있는 중요한 정보를 우리에게 주고 있습니다. 왜냐하면 요가 그 자체가 사람과 자연을 주제로 한 광범위한 과학이자 실천철학이기 때문이지요.

앞에서 이미 임신 중과 산후에 요가를 수련하면 젖이 잘 나온다는 점은 이야기했지요? 제 2부에 특별히 젖이 잘 나오게 하는 요가자세를 별도로 안내하였습니다.

그 외에도 일상적으로 할 수 있는 방법 세 가지를 알려드리겠습니다.

하나, 규칙적으로 젖꼭지에 자극을 주어 시상하부와 뇌하수체의 작용을 원활하게 하는 것입니다. 먼저, 아기에게 자주 젖을 자주 물리세요. 비록 젖이 적게 나온다 하더라도 포기하지 말고 아기에게 계속 젖을 물려야만 점점 젖이 돌게 됩니다. 또다른 방법으로 젖가슴 마사지를 꾸준히 하세요. 임신말기부터 시작하여 아기를 낳은 뒤에도 계속 해주면 좋아요. 아래 그림과 같은 방법으로 마사지하세요.

둘, 한번 만들어진 젖은 완전히 짜내어 젖가슴을 비우세요. 엄마의 몸은 아기에게 필요한 만큼만 젖을 만들어 내게 되어있어서 젖이 남아있으면 뇌에서는 젖을 불필요하게 과잉생산할 필요가 없다고 판단하고서 상대적으로 적은 양을 만들어 내기 때문이에요.

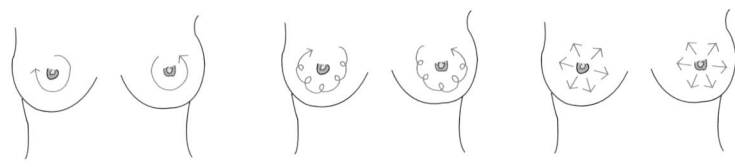

〈가슴마사지〉

셋, 젖이 잘 나오게 하는 음식을 먹는 것도 좋은 방법입니다. 흔히 산후에 먹는 호박과 미역은 젖이 잘 나오게 하는 대표적인 음식이에요.

민간에 전해오는 말 가운데에 밀가루 음식을 먹으면 젖이 마른다는 이야기가 있지요? 이것은 음양오행(陰陽五行)의 속성을 볼 때 타당한 말입니다. 밀은 오행에서 목기(木氣)에 해당하며 젖가슴은 토(土)에 해당하는데, 오행의 성질상 밀을 지나치게 많이 먹으면 목극토(木克土)하여 젖가슴의 기능과 작용을 떨어뜨리기 때문이지요.

5 에너지가 샘솟아요

산후에는 복벽(腹壁)과 장벽(腸壁)이 늘어나 있으므로 전반적으로 소화력과 배설능력이 떨어집니다. 그래서 초기 1주 동안에는 흔히 변비가 생기기도 하니 소화가 잘 되고 영양가 높은 부드러운 음식을 먹는 것이 좋아요. 손쉽게 구할 수 있고 값도 싸며 산모의 몸에 맞는 영양을 보충해주는 대표적인 음식이 바로 앞에서 말한 미역국이에요.

산후에는 이와 잇몸 사이가 들떠 소화의 1차 관문인 씹는 작용이 평소보다 약해집니다. 이는 임신 중에 필요한 칼슘을 뼈와 이에서 보충했기 때문이지요. 그러므로 딱딱하고 질긴 음식이나 차가운 음식을 피해야 하며 아무리 한여름이라 해도 얼음물이나 냉장고에서 금방 꺼낸 과일을 먹는 것은 삼가는 것이 좋습니다. 특히 삼칠일이 지나기 전에는 더욱 조심해야 해요.

그런데 천사같이 귀여운 아기에게 젖을 먹이고 안아주고 목욕을 시키고 기저귀를 빠는 등 늘어난 집안일을 산모가 감당하기란 생각보다 쉽지 않을 수 있습니다. 게다가 한밤중에도 깨어나 보채는 아기를 달래고 젖을 물리고 기저귀를 갈다보면 하루 종일 수면부족과 피로에 시달리지요.

그래서 많은 산모들이 잠 좀 푹 자봤으면 소원이 없겠다는 말을 심심찮게 하며 간혹 짜증을 내기도 합니다. 가족 간에 사랑과 감사와 행복과 배려와 이해를 통해 생활 속에서의 영적인 성장의 기회로 삼아야 할 이 중요한 시기에 쓸 데 없는 곳에 에너지를 낭비해서는 안 될 말이지요.

더 많은 활동에너지가 솟아나야 하는데 이는 잘 먹는 것만으로는 해결되지 않습니다. 그래서 산후요가가 필요하지요. 요가는 여러분이 짧은 시간동안이라도 깊고 완전한 휴식과 이완을 적극적으로 취할 수 있도록 도와주거든요. 그래서 부족한 수면을 보충할 충분한 휴식을 하게 되어 에너지를 재충전할 수 있습니다.

중요한 것은 요가를 통하여 스스로 그 방법을 터득할 수 있다는 점이에요. 게다가 엄마와 아기와 함께 휴식하고 수련할 수 있다면 시간과 노력도 절약하고 서로의 마음과 생체 사이클을 맞추는 것이 되지요. 아이가 자라면 모든 면에서 그만큼 엄마와 잘 통할 거예요. 책에 소개한 엄마와 아기가 함께하는 자세 외에도 여러분이 응용해 보세요.

6 산후우울? 걱정없어요

산욕기의 산모들은 갓태어난 아기를 향해 저절로 솟구치는 사랑과 기대, 자신이 무사히 출산을 끝마쳤다는 뿌듯함과 만족감에 행복을 느낍니다. 그런데, 어떤 산모는 자신의 몸이 그 이전대로 회복될 수 있을지 또는 아기를 제대로 잘 키울 수 있을지에 대해 불안해하며 제대로 따라주지 않는 몸에 대한 스트레스 등등이 마구 뒤섞여 복잡미묘한 감정상태에 빠지기도 하지요.

산후 3~4일째쯤부터 왠지 모를 외로움, 우울함, 거부감, 불안, 흥분상태를 느껴서 심하면 계속 울기도 하고 무기력하고 탈진되어 잠만 자고 싶어 합니다. 요즘은 의외로 많은 산모들이 이런 느낌을 갖는데 짧게는 사나흘에서 길게는 1~2주일씩 계속 되기도 하지요. 이런 상태를 산후우울(postpartum blue)이라 합니다.

임신과 분만을 커다란 고통없이 자기 인생에서 최대최고의 신비하고 기적적인 경험으로 체험한 산모, 그래서 누가 뭐라하지 않아도 태어난 자신의 아기를 삼신할머니가 주신 복(福) 덩어리로 여기며 감격하는 산모는 대체로 산후우울을 크게 겪지 않습니다.

반면, 안정되지 못한 분위기에서 외로움과 두려움에 떨며 분만한 산모와 힘든 진통을 겪은 산모 그리고 주변에서 도움을 받기 어려운 초산부는 조금 더 심하게 겪습니다. 이런 점만 보아도 따뜻하고 안정된 분위기에서 주변의 축복과 사랑을 받으며 자연분만하는 것이 얼마나 중요한 지 다시 한번 알 수 있지요.

어쨌든 이런 기분에 오래 젖어있지 말고 이 책에 소개한 여러 가지 휴식자세와 호흡법을 바로 해 보세요. 의외로 빨리 몸과 마음의 긴장이 풀어지고 이완되어 그런 기분에서 벗어날 수 있어요. 산후요가는 이렇게 혼란스러운 산모의 감정들을 안정되고 평화롭고 자신감에 넘치는 상태로 바꿔줍니다.

요가의 다양한 휴식자세와 호흡법은 온몸 구석구석으로 신선한 산소와 에너지를 풍부하게 공급하여 세포 사이사이의 노폐물을 효율적으로 배출시킵니다. 그러면 신경과 근육과 오장육부가 더욱 활발하게 기능합니다. 그래서 우리 몸은 침체되고 소극적이며 부정적인 상태에서 새로운 활력과 긍정적인 상태로 바

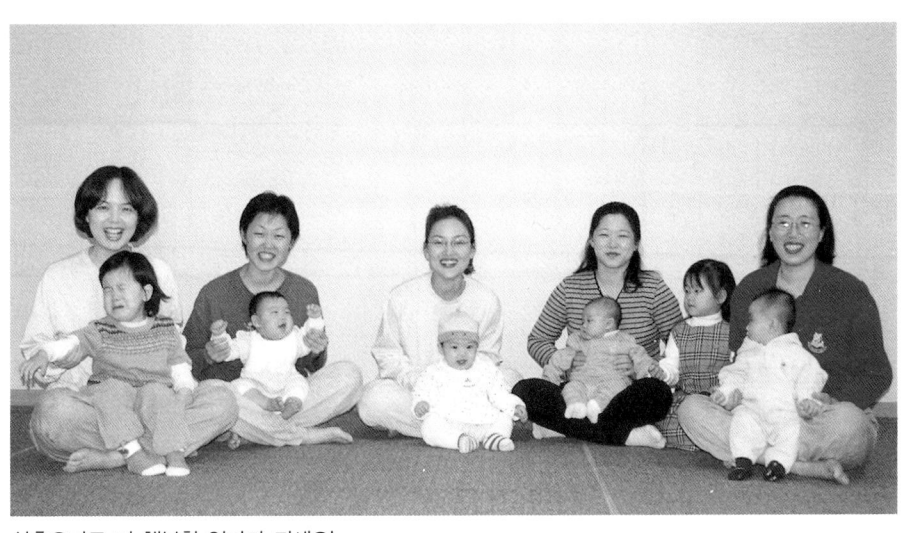

산후요가로 더 행복한 엄마가 되세요!

뀌지요. 특히 뇌와 신경계로 전달되는 신선하고 풍부한 산소는 자율신경의 기능을 높여서 정서적인 균형과 안정에 크게 이바지합니다.

나아가 명상은 이러한 활력과 정서적인 안정을 바탕으로 자신을 깊이 고찰하는 기회와 정신적인 여유를 줍니다. 자신이 현재에 처한 상태를 자기 스스로 이해하고 받아들여 힘들고 어려운 상황을 억지로 견디는 것이 아니라 그 자체를 즐거이 누릴 수 있도록 도와줄 거예요.

만약 출산 전부터 요가를 꾸준히 수련해왔다면 지치고 마음이 힘들 때 자기도 모르게 완전휴식자세, 고른호흡, 교호호흡을 하고 있는 자신을 발견할 수 있을 거예요. 그래서 사실은 임신 전이나 임신기간부터 요가수련을 시작하는 것이 임신 중의 건강과 순산을 위해서는 물론이거니와 산후요가를 더 쉽고 편안하게 할 수 있는 방법이지요. 그렇지만 분만 후에 요가를 처음 접한다 해도 충분히 수련할 수 있고 또 자신이 노력하는 만큼 효과를 거둘 수 있으니 주저하지 말고 시작하시기 바랍니다.

증상이 심해지고 오래 지속되어 달(月)을 넘기고 일상생활과 아기에 대한 흥미조차 없어져 어머니의 역할에 적응하지 못하는 산모들도 이따금 있습니다. 이것은 우울보다 심한 산후우울증(postpartum depression)으로 발전한 경우이지요.

그러므로 증세가 나타나는 초기에 대처하는 것이 중요하며 남편을 비롯한 가족들의 따뜻한 보살핌과 이해는 산후요가와 더불어 말할 수 없이 좋은 자연진정제(natural tranquilizer)의 역할을 합니다.

요가의 명상은 어머니로서 여성으로서 한 인간으로서 신체적 정신적 영적인 모든 삶의 차원에서 스스로 더욱 성장할 수 있는 기회를 줄 거예요. 이렇게 되면 보살핌을 받아야 할 산모에서 이제 아기를 보살피고 안아주어야 할 엄마로의 변화를 스스로 만들 수 있으며 새로 태어난 아기와 함께 변화된 내외적 환경에 쉽게 적응할 수 있어요.

예로부터 전해져오는 산후우울을 겪을 때에 좋은 효과를 나타내는 음식은 다음과 같습니다. 먼저 신경이 예민해져서 짜증과 신경질이 많아지고 불면증까지 생기면 수수, 쑥, 도라지, 익모초, 옥수수, 녹두, 조, 버섯 등을 먹으면 신경이 안정되고 화가 덜 난다고 해요. 이 음식들은 오장육부의 화기(火氣)인 심장(心臟)과 소장(小腸), 그리고 상화(相火)의 기운인 심포(心包)와 삼초(三焦)를 안정시키기 때문이지요.

또는 계속해서 울음이 나오고 슬픈 생각과 비관적인 생각이 들고 자신감이 없을 때에는 현미, 율무, 복숭아, 배, 무, 생강, 마늘 등을 먹으면 슬픈 기분이 나아지고 마음이 밝아집니다.

 참고

- 호르몬(Hormon) : 내분비계(endocrine system)는 호르몬을 분비하여 직접 혈류로 내보내는 곳입니다. 호르몬은 화학적인 메신저로서 혈액을 통해 직접 표적기관에 작용합니다. 내분비기관으로는 뇌하수체, 난소, 고환, 부신, 흉선, 갑상선과 부갑상선, 췌장, 송과선이 있습니다.
- 심포삼초(心包三焦) : 동양의학에서 심포장과 삼초부는 형상은 없으나 그 기능은 매우 중요한 장부로서 오행 중 화기(火氣)인 심소장과 관련이 있습니다.
  동양의학의 고전인 「황제내경(黃帝內徑)」에 따르면 심포장은 심장을 에워싸고 있으며 군주인 심장을 대신하여 활동합니다. 모든 정신과 감정을 다스리기도 하여 우리말에 '심보가 고약하다'는 말이 여기에서 유래하였습니다.
  삼초부는 상초(上焦), 중초(中焦), 하초(下焦)를 통틀어 가리키는 것으로 온몸의 하천을 다스린다고 하듯이 활동력, 생명력과 관련이 있습니다.

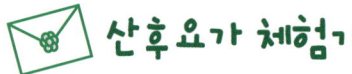 산후요가 체험기
요가, 임신 그리고 성스러운 사랑

카티야 헤이스

편지 하나

안녕하세요! 한국에 계신 선생님들!

그저께 전화를 받고 얼마나 기뻤는지 몰라요. 벌써 여러 달 기다려왔거든요. 저 역시 전화를 해서 제 아들에 대한 모든 걸 말씀드리고 싶었지만, 도장 이사 후 전화번호가 바뀌었을까봐 엄두를 못 내고 있던 참이었어요.

어쨌건 전화로 말씀드린 것처럼 전 건강한 남자아이를 출산했어요. 그 앤 정말이지 놀랍기만 해요. 임신기간 내내 전 아주 건강한 상태를 유지했답니다. 예정일은 4월 21일이었어요. 아니나 다를까 4월 21일 새벽 2시에 전 잠에서 깼어요. 뭔가 예사롭지 않았고, 바로 화장실에 가고 싶은 생각이 들더군요.

"오! 드디어…"

올 것이 왔음을 직감할 수 있었어요. 전 분만을 막 시작하고 있었어요. 결국 한밤중에 크레그는 제가 긴장을 풀 수 있도록 따뜻한 목욕을 시켜줬어요. 전 호흡을 하고, 분만과정에 몸을 맡기려 애쓰며 뜨거운 물에 두세 시간 앉아있었어요.

진통은 불규칙적이었지만, 그다지 아프진 않았어요. 그래서 저와 크레그는 잠자리에서 일어나 산책도 하고, 식사를 하고 게임도 했어요. 제 마음을 가라앉히기 위한 그의 배려였죠. 그리곤 다시 목욕을 했어요. 우린 함께 호흡했고 그는 제게 노래를 불러줬어요. 그는 정말 완벽한 분만 파트너였어요.

우리는 제단에 촛불을 밝히고 '신의 존재'를 우리 자신에게 일깨우며 만트라(mantra)와 영적(靈的)인 축원을 올렸어요. 4월 21일 오후 다섯시쯤 진통속도가 빨라지기 시작했고, 진통은 훨씬 심해졌어요. 그때 전 더 디기만 한데 지쳐가고 있었어요. 전 분만의 초기단계에서 그렇게 진을 빼리라고는 생각지 못했었거든요.

11시 30분경 다시 점검을 했더니 이제 산도가 7cm 열렸다더군요. 양수가 터지자 마치 폭포처럼 흐르더라고요. 그 엄청나던 압력이 사라지는 느낌이란! 그러고 나서 30분쯤 있으니까 이제 힘을 쥐야겠구나 하는 느낌이 와서 전 침실로 갔어요. 그리고 한 시간 가량 더 진통을 했고, 그쯤해선 너무 너무 힘들었어요. 그때 제 몸의 느낌은 말로는 표현할 수조차 없어요. 그러고나서 저는 본격적으로 힘을 주기 시작했고, 그건 제가 상상했던 것보다 많이 아프진 않았어요. 저는 45분가량 진통을 했고 4월 22일 새벽 1시 35분에 마침내 제 아이가 태어났어요. 정말 너무나 놀라운 순간이었어요. 저는 그 아이가 제 아이라는 사실이 잘 믿기지가 않았어요.

아기 몸무게는 8파운드였고, 키는 20인치 반이었어요. 딱 좋은 사이즈죠! 저는 별 탈 없이 무사히 아이를 낳아서 얼마나 기뻤는지 몰라요. 아기는 파란 눈과 밝은 갈색머리와 정말 멋진 미소를 가졌어요. 이 녀석은 정말 행복한 아기에요. 늘 웃거나 미소를 짓거든요. 이름은 블루 피니건 캠벨이라고 지었어요. 이제 막 3개월이 되었어요. 그런데도 얼마나 많이 컸는지 몰라요. 아기를 갖는다는 건 분명 제가 지금껏 겪은 가장 멋진 일들 가운데 하나임에 틀림없어요. 매일매일 새로운 깊은 기쁨을 가져다 주거든요.

그 기쁨은 제 마음 깊은 곳을 열어 주었고, 제 아들뿐만 아니라 모든 사물에 대한 제 애정에 깊이를 더해 주었어요. 크레그 역시 저처럼 기쁨에 넘쳐있어요. 마치 블루가 삶을 송두리째 바꿔놓기라도 한 것처럼요. 어쩐지 이 일을 통해 삶에 더 깊은 의미를 부여받은 것 같아요. 블루는 우리 부부를 '신(神)'과 더 가까워지게 했어요.

전 지금 한 아이의 어머니에요. 여름은 겨울이 오기 전에 건강을 다지고 강인해지기 좋은 계절이지요.

거기 선생님들은 모두 어떻게 지내시나요? 새로운 책이 두 권이나 출간되었다니 축하드려요! 정말이지 대단하세요! 홍익요가연구원은 계속 성장을 거듭하고 있군요. 봉골의 수련원은 어떤가요? 큰선생님과 가족들 모두 잘 계시죠?

다른 모든 선생님들은 어떠신가요? 모든 선생님들과 새 도장의 모습을 사진으로나마 보고 싶어요.

저는 요가수련을 계속하고 있어요. 제 계획으로는 가을쯤 지도를 재개할 수 있을 것 같아요. 크레그는 요가 스튜디오를 막 마무리지어가고 있어요. 아이 때문에 모든 일이 미뤄졌었거든요! 그래서 아마 9월쯤 준비가 끝날 것 같아요.

선생님들 모두 건강하시고 행복하시고 제가 그렇듯 인생을 누리면서 생활하시길 바랍니다.

선생님들 생각을 자주 합니다. 몸조심하시기 바랍니다.

나마스테(Namaste)!
사랑을 담아, 캐티야(옴).

Yoga, Pregnancy, and Divine love

Katya Hayes

Letter one

It was so nice to receive your phone call the other day, I had been waiting several months! I wanted to telephone you and tell you all about my son but I couldn't get through, so I assumed that because your offices moved that your telephone number had changed. Anyway, as I told you on the phone I gave birth to a healthy baby boy, and he is just wonderful!

My pregnancy went well and I maintained good health throughout it. My due date was April 21st. I woke up at 2:00 am on the 21st of April feeling strange and I needed to go to the bathroom a lot! I realized-"Oh my."- I was starting labor!

So in the middle of the night Craig made me a hot bath to relax into. I sat in the bath for 2-3 hrs, breathing and just trying to surrender to the birthing process. Then at 5:30 am I called the midwife and she said I should go back to bed to rest. So I slept for a few hours.

The contractions were irregular and not too strong. Then we got up and walked, ate, played games(to occupy my mind!) and had more baths. Craig massaged my back a lot and we breathed together and he sang to me—he was a perfect birth partner. We lit candles on my altar, and reminded ourselves of the "Divine presence", and said many spiritual prayers/Mantras.

At about 5:00pm on April 21st the labor started to speed up and get stronger and the contractions became much more intense. By this time I was getting frustrated it had taken so long! I didn't expect the beginning to take such a long time!

The midwife arrived at our home at around 9:00pm and checked me and I was 5 centimeters dilated. My waters still had not broken, and the baby was pushing on my back—so much pain! I had another bath and tried to relax—but it was becoming more and more difficult! At 11:30 the midwife checked me again I was 7 centimeters and she suggested breaking the waters so that I would feel more comfortable. I agreed. So, she broke my waters—oh that felt wonderful! Such a release of pressure! There was so much water! It was like a huge waterfall!

Then about half an hour later I felt like I wanted to push. I went into the bedroom and I labored for another hour or so, by this time it was very uncomfortable, words cannot describe the way my body felt! Then I began to push the baby out and that didn't hurt as much as I had expected. I pushed for 45 minutes and at 1:35am on April 22nd my baby, boy was born! It was so amazing—I couldn't quite believe he was mine!

He was 8 pounds, and 20.5 inches long. A good size! I was so happy that there were no complications!

He has blue eyes and light brown hair and a wonderful smile. He is a very happy baby, always laughing and smiling. His name is Blue Finnigan Campbell. Now he is 3 months old! Already he has grown so much!

Having a baby is definitely one of the most wonderful things I have ever experienced. Everyday brings new found joy, it has opened my heart and deepened my compassion for all beings, not just my son.

Craig is equally as blissful, he feels as though Blue has changed his life also. Somehow it gives life a much deeper meaning, he brings us closer to 'God'.

So now I am a mother and it is Summer, a wonderful time to get strong and healthy before the winter comes.

How are you all?

Congratulations on your 2 new books! That is fabulous! Hongik Yoga Institute continues to grow! How is Bongol Ashram? Does Master Lee and his family live there now?

How are all the teachers? I would love to see some photos of all the teachers and the new Institute.

I continue to practice yoga and I plan to resume teaching in the fall. Craig is just finishing the studio(The baby slowed everything down!). So it should be ready by September.

Well, I hope that you are all in good health, happy and enjoying your lives as much as I am! I think of you all often.

Take care, Namaste
love Katya 옴.

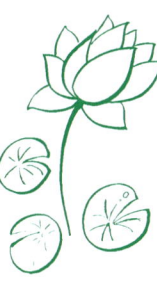

편지 둘

    2001년 4월 저는 8파운드의 건강한 사내아이를 낳았습니다. 저는 지난 5년 동안 요가를 수련하고 가르쳐왔기에 요가수련이 저의 임신과 출산에 어떤 영향을 줄지 그리고 어떤 변화를 줄 지가 궁금했어요.

    북미지역에서는 이미 오래 전부터 임산부가 요가를 수련하도록 널리 권장되어왔으며 최근 5년에 걸쳐 훨씬 더 널리 보편화되었어요. 지금은 요가 스튜디오에 임산부나 산후의 여성을 위한 수업이 개설되어 있는 것은 매우 일반적인 일이지요.

    요가수련은 분만에 대비하여 엉덩이와 골반을 열어 줄 뿐만 아니라 건강한 출산을 위한 핵심적 과제인 호흡을 분만과 연결시켜 줍니다. 제가 가르치는 많은 학생들과 친구들 역시 제가 오래 전부터 임신중에는 반드시 요가수련을 해야 한다고 역설해왔기에 깊은 관심으로 제 출산 경험담을 듣곤 했어요.

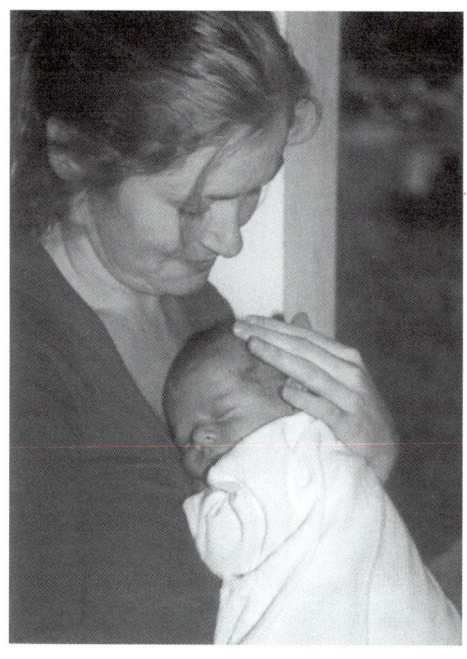

솔직히 전 빨리 그리고 쉽게 아기를 낳아야 한다는 심리적 압박을 조금 느꼈어요. 저의 임신기간은 매우 순조로웠고, 약간의 입덧 외에는 이렇다할 심각한 혹은 경미한 고통도 따르지 않았어요.

임신한 첫 3개월에는 계속 요가를 가르치다가, 저의 새로운 소임인 "아기를 만드는 일"에 완벽히 몰입하고자 요가지도를 그만두려고 결정했어요. 임신의 전 기간동안 저는 제 몸과 몸이 필요로 하는 것을 들으려고 정성을 다 했답니다. 저는 이 특별한 기간동안 직관력이 강화된다고 믿습니다. 이 때의 꿈은 종종 훨씬 또렷하고 동시에 의미심장하거든요. 임신을 한 여인은 영적인 세계와 현실 세계 사이의 연결채널이 됩니다.

첫 3개월 동안은 음양요가(hatha-yoga)를 조금만 수련했어요. 대신 명상과 만트라 수련에 더 집중했습니다. 그건 제 몸이 요구한 것이었죠. 제 몸은 마치 혼돈 상태에 빠진 듯 했어요. 찬송과 만트라를 할 때면 전 아기와의 온전한 일체감을 깊이 느낄 수 있었어요. 저는 제가 깊이 숨을 들이마시면 그 숨이 아기에게 가 닿아 그 프라나가 아기를 무럭무럭 자라게 한다는 이미지를 머릿속에 그렸어요. 옴 만트라를 할 때는 옴만트라의 정수가 아기를 온통 감싸안아 더욱 성스러운 삶의 길로 인도했어요.

임신 4개월째부터는 다시 아사나 수련을 열심히 했습니다. 물론 몇몇 자세들을 하는데는 제한이 있었지만 골반을 벌리는 자세를 집중적으로 수련했습니다. 저는 골반저근육을 강화하기 위해 물라 반다(mula bhanda)를 수련했고 제 몸과 아기의 상태에 늘 깨어있도록 도와주는 호흡수련을 계속했습니다.

예정일에 진통이 시작되었습니다. 진통은 초기에는 천천히 그리고 부드럽게 진행되었어요. 저는 아기가 이 세상에 나오는 것을 환영하는 마음으로 오랫동안 따뜻한 물 속에 몸을 담그고 호흡을 했어요. 병원에 가는 대신 집에서 출산하기로 했기 때문에, 의사 대신 자격을 갖춘 조산사 두 명이 저의 출산을 도와주었어요. 그 조산사들은 의사와 병원 의료진과 협력하여 일을 하기 때문에 만약 어떤 문제가 생길 경우에는 의사와 병원에 바로 연결이 될 수 있었습니다.

저는 출산의 대부분이 시간을 오직 남편과 함께 걷고, 마사지를 받고, 따뜻한 물 속에 몸을 담그며 보냈어요. 우리는 진통이 강해지기를 기다리며 집 주위를 산책했어요. 이 때 그동안의 요가수련은 제가 침착하게, 또렷한 정신상태로 현재에 머무를 수 있게 도와주었지요. 저는 진통이 올 때마다 깊고 부드럽게 호흡했는데, 그게 내내 쉽지만은 않았어요.

저는 집에서 출산했으므로 약물이나 제왕절개술 등은 선택의 여지조차 없었어요. 사실 전 약물이나 제왕절개에 의한 분만은 생각조차 해 보지 않았어요. 저는 분만은 자연스러운 과정이지 의학적인 응급상황이 아니라는 점을 절대적으로 확신합니다. 병원은 아픈 사람들을 위한 것이지 안전한 정상적인 분만을 하는 여성에게는 필요 없는 것이라고 생각해요. 저는 모든 아기가 약물 없이 사랑 속에서 태어나 어머니의 품에 안길 권리가 있다고 믿습니다. 우리의 몸은 이미 그 안에 출산과 탄생에 관한 지식과 능력을 갖추고 있는데도 왜 많은 임산부들과 의사들이 자기 자신과 아기에 대한 약물투여를 주장할까요?

제가 엄청난 고통과 불편을 겪었다는 것을 부정하는 것은 아닙니다. 허나 총 24시간의 진통 중 7시간만이 힘들었어요. 새벽 1시 35분쯤 사랑스러운 아기가 이 세상으로 나왔답니다. 요가수련을 통해 골반을 벌려 놓은 것이 아기를 빨리 밀어내는 데 도움이 되었다고 생각합니다. 40분 정도밖에 안 걸렸거든요. 출산 후 회복도 빨라 4주 후에는 다시 요가 매트 위로 돌아올 수 있었어요.

아기는 이제 생후 7개월이고 행복하고 건강하게 쑥쑥 자라고 있습니다. 저는 산후 2주일 동안에 임신으로 불어난 몸무게가 모두 빠졌고, 몸의 컨디션도 아주 좋아요. 지금 제가 겪는 유일한 어려움이란 요가를 수련할 시간을 찾는 것이에요!

요가수련 덕택에 저는 성공적으로 출산하고 호흡하는 등 마음의 평화를 얻었어요. 하지만 무엇보다도 요가수련은 가장 심오한 방법으로 제 마음을 열어 주었다는 걸 말하지 않을 수 없어요. 요가는 마치 뱀이 허물을 훌훌 벗어버리듯 두려움에서 벗어날 수 있도록 도와주었지요. 요가는 진실한 사랑이 머무는 영원한 "현재의 상태"로 이끌어 줍니다. 그리고 요가는 자연적인 분만에서 가장 중요한 자신의 몸에 대한 신뢰감을 가르쳐 줍니다. 요가가 출산뿐만 아니라 내 인생에 가져다 준 모든 선물에 말로 다할 수 없을 만큼 감사히 여깁니다.

앞으로 다가올 인생의 모든 변화 - 출산, 사랑 그리고 죽음을 요가와 함께 하고 싶어요. 저를 저의 내면의 빛으로 그리고 시간을 초월한 요가의 가르침으로 인도해주신 제 스승님, 이승용 큰선생님께 더할 수 없이 겸손하게 그리고 더할 수 없는 보은의 마음으로 감사를 드립니다.

2001. 11. 22
나마스테
캐티야 헤이스 올림.

캐티야 헤이스님 • 캐티야는 나라와 인종을 초월한 스승님과의 영적 인연으로 제자가 되어 캐나다에서 진정한 자연건강과 요가, 그리고 한국정신을 보급하는 소명을 갖고 고향으로 돌아갔습니다. 2000년 2월에 「동양정신과 요가와의 만남」이라는 주제로 캐티야의 고향에서 스승님의 강의와 워크샵이 있었습니다. 그때 스승님께서는 캐티야의 임신계획을 들으시고 수행의 중심과 정신을 모으기 위해 한국쪽의 방향을 향해 제단(祭壇)을 만들 것과 그동안의 수련이면 충분히 집에서 출산할 수 있다고 격려해 주셨습니다. 지금도 캐티야는 매일 스승님의 나라 한국, 동쪽을 향해 수련하며 소리명상을 한답니다.

Letter two

In April of 2001 I gave birth to a healthy 8 pound baby boy. After practicing and teaching yoga for the past 5 years i was interested in seeing how this practice effected and altered my pregnancy and labour.

Yoga has long been a recommended practice for pregnant women in North America, although in the past 5 years it has become even more prevalent. It is now common place to see numerous classes offered at yoga studios for prenatal and post natal women.

Not only do practitioners offer yoga as a way to open hips and pelvises in preparation for labour, but also as a way to connect with your breath, an essential tool for healthy birthing.

Many of my students and friends were also interested to hear of my birth tale considering I had long been an advocate for yoga during pregnancy. I must admit I felt a little pressure to have a quick and easy labour! My pregnancy was wonderful and I suffered no serious or even mild ailments during the course of it with the exception of morning sickness. In the first trimester I continued to teach yoga and then decided to stop in order to focus completely on my new job— making a baby. The entire length of my pregnancy I made a concerted effort to listen to my body and its needs.

I believe intuitive awareness is strengthened during this special time, dreams are often more lucid and revealing. The pregnant women becomes a channel between the spirit world and the Earth world.

I practiced very little hatha yoga in the first trimester, and instead focused on meditation and mantras. This is what my body asked of me. I felt as though my body was in chaos. Chanting and Mantra became a wonderful way to connect emotionally with my baby. I visualized drawing my breath down to him, nourishing him with prana.

When I chanted om mantra I surrounded him with the essence of that chant, moving into a more sacred way of living.

My asana practice picked up again in the second and third trimester, of course I had to somewhat limit my postures, and I focused more on hip openers. I practiced mula bhanda to strengthen my pelvic floor muscles, and pranayama to help me stay aware of my body and my baby.

I began my birth on my expected due date. It progressed slowly and gently in the beginning. I spent a long time soaking in a warm bath, breathing and welcoming my baby into the world. I had planned to give birth in my home instead of a hospital so I had two certified midwives rather than doctors. They work in cooperation with doctors and hospital staff so in case there is a problem I still had access to them.

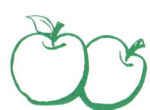

The majority of my labour I spent alone with my husband, walking, being massaged, bathing. We walked around the neighborhood, and waited for labour to really kick in. During this time my yoga experience helped me to stay calm, aware, and in the present moment. I tried to breath deeply and smoothly during each contraction and this was not always easy!

Because I was having my baby at home I never had the option to have drugs, or a c-section. In truth I never once wished for either of these things. I have absolute trust that birth is a natural process, not a medical emergency. Hospitals are for sick people not for women having safe normal labours. I believe each and every baby has a right to be born drug-free and lovingly into the arms of his or her mother. Why do women and doctors insist on drugging themselves and their babies when our bodies have all the knowledge and ability already there?

I do not deny that I experienced tremendous pain and discomfort. The total hours of my labour were 24, but only 7 of those were difficult. At 1:35 my sweet baby boy entered the world. I think that my open hips from yoga helped me to push him out quickly, only 40 minutes. I recovered easily and was back on my yoga mat in 4 weeks.

My child is now 7 months old and happy, healthy and thriving. Within two months I had lost all my pregnancy weight and now my body feels wonderful. The only thing I now struggle with is finding the time to practice!

Of course my yoga experience helped me to have a wonderful birth, my breath, my peace of mind etc. But I must say that the most profound way it has helped was in the opening of my heart. Yoga helps to shed fears like layers of skin on a snake, it brings you to the eternal state of "now" where true love resides. It teaches you to trust your body which is such an essential tool of natural birth. I am so incredibly grateful for the gift of yoga in my life, not just for my birth.

I expect to carry yoga forward into all the transitions of my life; birth, love, and death. In extreme humbleness and gratitude I thank my teacher Master Lee Seung-Yong for guiding me towards my own inner light and the timeless teachings of yoga.

Namaste
Katya Hayes

Kayta Hayes • We held the workshop under the theme of "Yoga Meets with Oriental Spirit" and Master gave the lecture on the same theme in Katya's hometown in February 2000. At that time Master heard about Katya's pregnancy plan, and let her make the altar towards Korea in order to build up the center and the spirit of Yoga discipline. He encouraged her that she will be able to make delivery at home thanks to her ongoing practice career. And now also she practices and does the sound meditation towards Korea where Master lives. The letter '옴(aum)' was written in korean in person.

산후요가, 어떤 산모에게 필요하나요?

1 자연적인 방법으로 산후조리를 하고 싶은 분

 임신 전의 건강과 몸매를 되찾는 것은 산모의 기쁨인 것은 물론이요, 아기를 키우고 돌보는데 필요한 체력과 에너지를 주므로 남편과 온가족의 행복에 밑거름이 됩니다.

그런데 하루가 다르게 급변하는 오늘날의 사회에서는 여성들이 산후에 충분히 휴식하며 건강과 아름다움을 회복하고 증진시킬 수 있는 절대적인 시간과 기회가 점점 사라지고 있어요. 이는 산모의 나이와 건강, 도움을 받을 수 있는 가족이나 주변여건, 교육수준 등과 상관없이 날이 갈수록 더해만 갑니다.

그래서 개인의 차원에서뿐만 아니라 사회적으로도 산후요가를 보급하고 수련해야 할 필요성이 더욱 절실합니다.

요즘 사회가 분화되고 핵가족화한 탓에 과학적이며 자연적인 방식의 전통적인 산후조리의 정신과 노하우가 가정에서 제대로 전수되지 않으며 나아가 사회적으로도 이러한 교육이 이루어지지 않습니다.

고학력의 산모일수록 전통적인 산후조리를 잘 모르는 경향이 많은데 그것은 지나친 서양 사고방식의 생활문화와 교육 때문이라 하겠습니다. 또한 우리가 쉽게 접하는 임신출산 및 육아에 관한 책이나 정보는 대개 서양의학의 관점에 기준을 둔 것입니다. 그래서 우리나라 여성의 몸에 맞지 않는 정보를 그대로 수용해야하는 경우가 많아 그에 따른 부작용도 만만치 않지요.

산후요가를 수련하는 것은 단순히 산욕기에 좋은 운동만 하는 개념이 아니라 그 이상의 무엇입니다. 산후요가는 시일이 지남에 따라 그리고 산후회복의 정도에 따라 수련의 내용과 강도가 함께 변화하지요. 바로 가장 자연적인 방식으로 몸을 바라보고 이해하는 것입니다.

그래서 바로 이런 하나하나의 변화에 주목하고 집중한다면 자신의 몸과 마음이 어떻게 변하는지 알 수 있고 그에 따라 스스로 건강을 관리하는 방법까지 터득할 수 있어요. 나아가 상황에 따라 이랬다저랬다 하는 기분과 마음까지도 조절할 수 있는 지혜를 얻을 수 있답니다.

2 첫째를 수술로 낳고 둘째를 자연분만하고 싶은 분

우리나라의 의료계 현실에서 첫 아기를 수술로 낳으면 그 다음 아기도 수술로 분만할 확률이 거의 100%에 가깝습니다. 그리고 이것을 당연하다는 듯이 아니면 어쩔 수 없다는 식으로 여기게 하여 여성으로 하여금 이 엄청난 위험을 인생에서 두 번, 세 번씩이나 겪게 만듭니다.

우리와 같은 인종이며 산후조리를 우리만큼 따뜻하게 잘 할 수 없는 일본의 경우만 해도 첫 아기를 수술로 낳았다 해서 둘째도 선택의 여지없이 수술을 권하지는 않습니다(왜 우리나라만 유독 그런지 한번 생각해봐야 하겠습니다).

다행히도 조용하지만 거스를 수 없는 흐름으로 일고 있는 자연분만과 인권분만의 물결을 타고 둘째 아기만이라도 자연분만하려는 노력이 점점 늘어나고 있어요. 여기에는 반드시 자연분만을 하겠다는 부부의 굳은 의지와 그에 따른 확실한 준비와 노력이 필요합니다. 그리고 깨어있는 의식과 뛰어난 실력을 가지고서 정성을 다하는 의사를 만나는 것도 중요하지요.

여기에서 무엇보다도 중요하게 손꼽을 수 있는 필요충분조건은 뭐니뭐니해도 임신부와 태아의 건강입니다. 특히 자궁이 튼튼하여 수축력과 탄력성이 좋아야 하는데 요가의 운동법은 이런 점들에 대한 든든한 준비와 대비책이라 할 수 있어요. 요가의 호흡수련과 명상은 혹시라도 갖게 될 임신부의 불안감을 없애고 대신 큰 바다와 같은 평정함과 자신감까지 키울 수 있으니 이보다 더 좋은 태교도 없지요.

　산후요가는 이처럼 비록 첫 번째 출산이 난산(難産)이었거나 자연분만을 못했다하더라도 두 번째 또는 그 이후의 출산에서 순산과 자연분만에 성공할 수 있도록 엄마와 아기의 육체적이며 정신적인 모든 부분에서 확실하게 준비하고 도와줍니다.

3 출산 후에 계속 직장을 다니는 분

　요즘 출산 후에도 직장을 계속 다니는 여성이 점점 늘어나고 있습니다. 사람마다 회복속도가 다른데 자신의 몸에 맞추어 일을 시작하는 것이 아니라 거꾸로 일에 맞추어 정해진 기간에 몸을 만들어야 하는 직장여성에겐 산후요가가 더욱더 필요합니다.

　사회적으로 3개월의 출산휴가가 법제화되었지만 산모와 아기의 입장에서 볼 때 이것은 너무나 부족한 기간입니다. 백일도 안 되는 기간동안에 앞으로 출퇴근할 때 노출될 온갖 공해와 업무에서 오는 정신적 육체적 노동을 감당할 정도로 산모의 몸이 회복되기는 어렵습니다.

　그런데 현실적으로는 직업과 직종에 따라 한두 달만에 출근하는 여성이나 아예 출산휴가 자체를 가질 수 없는 여성이 상당히 많습니다. 이런 점을 생각하면 우리 여성이 자신의 건강을 지키면서 직장 생활과 집안일을 동시에 잘 해내기란 사실 무척이나 힘들지요. 이런 직장인 산모는 여러 가지 불리한 여건을 떠안게 되지요.

　예를 들어, 빠른 시간에 몸을 회복해야 한다는 심리적인 부담이 스트레스로 작용하여 오히려 회복을 더디게 만들 수도 있습니다. 또, 직장을 다니면서 아기에게 젖을 먹이기가 여러 면에서 어렵고 귀찮아 젖을 더 먹이고 싶어도 잘 나오는 젖을 할 수 없이 말리기도 하지요.

　엄마젖을 먹이면 자궁수축이 더 잘 되어 회복이 빠르다는 점을 감안한다면 산후에 엄마젖 먹이기를 포기하고 직장으로 복귀하는 여성들은 그만큼 자기 건강을 포기하고 힘들게 살아가기를 선택하는 셈이지요. 아기입장에서도 엄마젖을 못먹는 것은 평생을 두고 엄청난 손해이지요.

　이렇게 직장인 산모는 산후회복이 덜 된 상태에서 일찍 일을 시작함으로 인해 생기는 건강의 문제, 육아와 탁아를 비롯해 더욱 늘어나는 집안일, 동시에 직장의 업무와 대인관계에서 오는 육체적 정신적 스트레스와 피곤이 이중삼중으로 겹칩니다. 우리 사회는 주변여건은 마련하지 않고 여성에겐 이것저것 모두 잘 하는 수퍼우먼이 되길 강요하고 있어요. 혼자서는 이런 사회적인 분위기를 거스를 수 없어 스스로를 끝도 없이 내몰다 결국 건강을 잃는 수도 많습니다.

　이런 경우에 산후요가는 더욱더 그 진가를 발휘합니다. 산후요가를 수련하면 상대적으로 회복속도가 빠르므로 직장에 복귀하는데 필요한 체력과 정신력을 빠른 시일 안에 기를 수 있어요.

　산모의 회복이 빠르면 옆에서 돌봐주고 함께 밤잠설치며 염려하는 남편도 컨디션이 좋아져 직장에서 활기차게 일할 수 있지요. 그리고 아기도 더 잘 보살펴 줄 수 있으니 가족 모두의 건강과 행복을 지키는 일이랍니다. 육체적 정신적 에너지와 시간 등 모든 면에서 경제적이지요!

　또 직장을 다니면서도 산후요가의 운동법과 이완법을 적절히 수련하면 업무에서 오는 피로와 스트레스를 효과적으로 풀 수 있어 건강과 보람을 함께 느낄 수 있답니다. 몸과 마음이 건강한 사람만이 가정에서나 직장에서 창조적이며 발전적인 일을 할 수 있으며 스스로 행복을 만들어 나갈 수 있어요.

4 제왕절개술 후 빠른 회복을 원하는 분

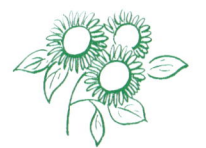

우리나라의 제왕절개술 비율이 세계 1위인 사실을 아시지요? 2000년도에 43%에 이르기까지 지속적으로 늘다가 2001년에 처음으로 약간 줄었습니다. 유럽보다 수술비율이 더 높은 미국이 20%이하를 유지하는 것을 비교하면 우리나라의 경우가 얼마나 심각한지 알 수 있습니다.

제왕절개술은 하나, 원칙적으로 모체와 태아의 생명이 위험한 경우에만 불가피하게 실시하게 되어있습니다. 그것은 자연분만에 비해 매우 위험하기 때문으로 자연분만에 비해 모체 사망률이 10배나 높고 자궁의 기능과 생명력이 50% 이상 떨어집니다.

둘, 불가피한 경우이든 아니든 일단 수술로 분만을 하면 산모의 몸은 임신이전의 상태로 되돌아가는 신체의 자연적인 변화과정과 함께 수술자체에서 오는 회복의 과정을 이중으로 겪어야 합니다. 따라서 회복에 필요한 시간도 자연분만을 했을 때보다 훨씬 길어져 산모는 그만큼 더 힘들어요.

셋, 우리나라 병원에서는 제왕절개술을 했을 경우 자연분만보다 엄마젖을 더 늦게 먹이게 되어있습니다. 때문에 엄마는 자궁수축이 더 늦어지고 아기는 초유(初乳)를 먹을 수 없게 됩니다. 첫 3~4일까지 나오는 젖인 초유에 들어있는 면역성분은 그 어떤 인공적인 영양으로도 대신할 수 없으므로 엄청난 피해를 입는 것에 다름없지요.

요가를 수련하면 이와 같은 문제들을 최소화할 수 있습니다. 먼저 산전에 요가를 수련하면 이미 앞에서 말한 대로 첫 번째 수술의 후유증을 뚜렷하게 줄일 수 있습니다. 몸의 면역성과 회복력이 높아지는 등 전반적으로 건강이 좋아지는 만큼 배와 자궁을 비롯한 외과적인 수술부위의 상처가 아무는 속도가 빨라집니다. 그리고 여성의 몸이 마취로 인해 받은 충격과 부작용을 줄일 수 있어 여러모로 도움이 되지요.

예를 들어, 8년의 터울로 둘째아기도 수술로 낳은 서른 후반의 한 임산부가 있었어요. 회복속도가 어찌나 좋았는지 4박 5일만에 퇴원했지요. 자연분만을 하고 옆 침대에 누워있던 이십대 산모가 부러워할 정도였다더군요. 훨씬 더 많은 나이에 둘째를 낳았는데도 불구하고 첫째 때보다 몸도 가볍고 젖도 더 잘 나온다며 남편과 가족은 물론 자신도 놀라워했어요.

이런 일은 특별한 누구에게만 일어나는 것이 아니라 요가를 올바르게 열심히 수련하는 분께는 반드시 일어나는 우리 몸의 순리이자 생명의 법칙입니다.

5 노산(老産)으로 산모와 아기의 건강이 걱정되는 분

여성의 교육수준이 높아지고 사회진출이 늘어남에 따라 결혼연령도 점점 높아지고 있습니다. 이에 따라 평균출산연령도 당연히 높아지고 있는데 이러한 현실이 전사회적으로 산후요가를 보급하고 수련해야 하는 절실한 이유 가운데 하나입니다.

통계청의 자료에 따르면 2000년을 기준으로 남녀의 초혼(初婚)연령이 각각 29.3세와 26.5세로 10년 전인 1990년에 비해 각각 1.5세와 1.7세가 높아졌습니다(남자에 비해 여자의 증가율이 더 높다는 것을 주목하기 바랍니다). 한편 1999년의 평균 출산연령은 28.5세로서 지속적으로 상승하는 추세입니다.

사회정책적으로 심각하게 고려해야 할 점은 30대 여성의 출산율이 꾸준히 늘어나고 있는데, 이는 10년 전에 비해 거의 2배 이상입니다. 특히 35세 이상 산모가 그것도 초산(初産)으로 낳은 아기의 숫자를 보면 1988년에 3,413명이었던 것에 비해 1997년에는 9,023명으로 3배 가까이 증가하였습니다.

서양의학에서는 대개 30세 이후의 임신을 노산(老産)이라 부르며 35세 이후의 임신은 고위험 임신으로 분류합니다. 여성의 생식기관은 평균 30세를 지나면서부터 노화하기 시작하여 기능이 떨어져 여러 가지 문제가 생길 가능성이 높기 때문이지요. 특히 초기에 자연유산이 될 확률과 기형아, 미숙아, 저체중아를 낳을 위험이 높습니다.

이는 우리나라의 제왕절개술의 비율을 높이는 원인 가운데 하나이기도 합니다. 그리고 나이가 적은 산모에 비해 산후회복의 과정도 상대적으로 더디므로 일상생활이나 직장생활에 다시 적응하기 위해서 드는 시간이 더 많습니다.

이처럼 산모의 고령화는 산모와 아기의 건강을 위협함은 물론 가족 모두에게 정신적이며 경제적인 부담을 안겨줍니다. 나아가 사회적으로도 인적(人的) 낭비와 경제적 손실을 초래하므로 앞으로 개인과 가족 차원뿐 아니라 사회정책적인 차원에서 대책을 마련해야 할 것입니다. 산후요가를 하면 이런 개인적이며 사회적인 손실을 눈에 띄게 줄일 수 있어요.

산후요가를 수련하면 임신 중의 요가와 더불어 산모의 건강을 높이므로 상대적으로 젊어질 수 있거든요. 잘 짜여진 산후요가 프로그램은 자궁수축과 비뇨생식기의 빠른 회복을 돕는 것은 물론 오장육부, 근육, 신경, 관절 등 온몸을 자극하고 운동시켜 재생시킵니다. 그래서 몇 년생이라는 나이보다 신체나이는 훨씬 더 젊고 건강해질 수 있어요.

성별＼연도	1990년 → 2000년
여자	24.8세 → 26.5세
남자	27.4세 → 29.3세

2000년 인구동태통계(통계청)

〈결혼연령의 증가〉

성별＼연도	1989년 → 1998년
30~34세 초산	44명 → 72.9명
35~39세 초산	8.3명 → 15.5명

2000년 인구동태통계(통계청)

〈여성 1000명당 30대 산모의 초산율 변화〉

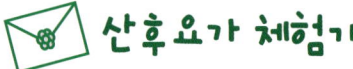 산후요가 체험기
몸이 제자리를 잡는 느낌이 쏙쏙 들어요

양정아

산후요가에는 그 전에 하던 수련과는 또 다른 차원이 있다. 다 알다시피 산후에는 출산으로 인해 늘어나고 흐트러져 있는 몸이 다시 제자리를 잡아가는 유동적인 상태인데다 호르몬의 급격한 변화가 수반되는 불안정한 시기이다. 그래서 마치 가뭄에 단비 내리듯 몸이 제자리를 잡아가는 느낌이 그 어느 때보다도 확연하게 쏙쏙 느껴진다.

내게는 다섯 살배기 아들과 세 살배기 딸이 있다. 이 아이들은 임신 전부터 요가수련과 자연생식을 꾸준히 하며 낳은 요가 베이비들인데 우리 연구원의 기록갱신주자들이다.

큰 애를 가졌을 때만 해도 당시 나는 건강문제가 아주 절실한 상태여서 무척 열심히 수련하였다. 반면 둘째를 가졌을 때에는 큰 아이를 돌보느라 그다지 열심히 수련하지 못하였다. 그러나 몇 년 동안 축적된 수련 에너지 덕분이랄까? 첫째를 낳은 후에 짬짬이 산후요가를 수련한 덕에 몸이 많이 좋아졌고 심리적으로도 여유가 있었고 식욕이 당겨 살도 제법 찐 상태에서 둘째를 가졌다. 그래서인지 둘째를 낳고 기르는 건 훨씬 수월했으며 산후회복도 첫째 때보다 놀랄만큼 빠르게 진행되었다.

산후요가를 하면서 내 스스로 가장 놀란 것이 한 가지 있다. 큰 아이는 젖이 모자라 분유를 함께 먹였고 6개월 후에는 분유만 먹여야 했다. 그런데 둘째 때는 젖이 어찌나 많이 나오는지 한쪽을 물리고 있으면 다른 한쪽에서도 젖이 줄줄 흘러나와 수건을 괴고 있어야 할 지경이었다. 아기가 실컷 먹고도 남아서 오히려 남은

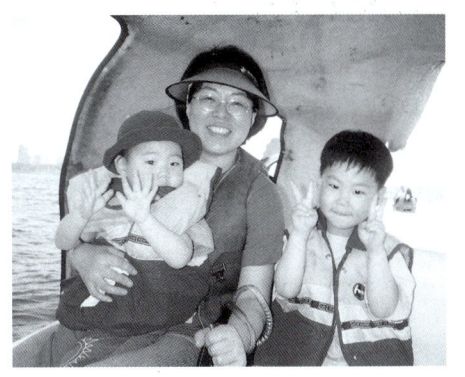
젖을 짜내느라 고달팠다.

돌이 훨씬 지나도록 정말로 엄마젖을 실컷 먹은 내 딸은 그래서인지 엄마와 더욱 각별하다. 뭐라고 말로 표현하기 힘든 감동적인 일체감? 그런 게 느껴진다. 그 때문에라도 의식적으로 큰 아이를 더 안아주고 이뻐해주려고 애를 쓴다.

이 일은 사실 상식적으로 납득이 안 될 수도 있을 것이다. 나이를 더 먹은만큼 노화되었을 텐데 오히려 젖이 더 잘 나온다는 건 몸이 좋아졌다는 반증이 아니겠는가. 요가수련을 통해 그 정도는 충분히 가능하다는 얘기다.

둘째를 낳고나서 살이 많이 쪘는데 특히 아랫배, 허리, 팔뚝은 영락없는 아줌마의 모습 그대로였다. 복대를 하면 배가 들어갈까 싶어 큰 아이를 낳고서 잘 하지도 않던 복대를 이를 악물고 열심히 했는데도 흐물흐물해진 아랫뱃살은 젖가슴보다 훨씬 불룩 나와 있었다. 아이가 둘이나 있으니 안먹고는 배길 수가 없어 굶는 것도 불가능했다.

아랫뱃살을 빼고 싶다면 산후요가를 수련하라고 적극 권하는 바이다. 수련을 통해 허리와 배의 힘을 길러주는 것이 살을 빼는데 그 무엇보다 효과적이다. 고양이자세를 비롯해서 허리의 힘을 기르고 복근력(腹筋力)을 강화시키는 다양한 자세를 통해서 배에 힘이 붙을 때 비로소 아랫배가 쏙 들어가게 되었다. 그 외에 허리가 강해지고 유연해지면 허리도 날씬해짐은 물론 골반도 조여지고 엉덩이와 가슴이 올려지고 어깨살도 빠졌다. 사실 첫 아이를 낳은 뒤에는 많은 엄마들이 그렇듯이 정신적인 여유가 없어서 산후수련을 제대로 못했는데, 둘째를 낳은 뒤에는 안되겠다 싶어 산후요가를 필사적으로(?) 했다. 그랬더니 한 마디로 첫째를 낳은 후보다 더 날씬하고 균형잡힌 몸매로 돌아왔다.

그러나 이런 미용적인 효과들은 요가를 통해 얻을 수 있는 많은 중요한 것들에

비한다면 부수적인 산물에 불과하다. 아이를 낳아 기르는 엄마가 되었다는 것은 날씬하고 예쁜 여자 그 이상의 존재가 되어야 하는 사명이 있는 것이다. 한 가정을 꾸려가는 아내이자 엄마로서 그리고 한 인간으로서 어떻게 살아가야 할 것인지, 아이들을 어떻게 키워야할 것인지에 대한 진지한 공부가 필요해진다는 얘기다.

우리나라에서(어느 나라인들 그만큼 안하랴마는) 아이를 낳아 기른다는 것, 특히 진로나 공부에 관해서는 불합리하고 난감하고 막막하기가 그지없다. 대부분의 엄마들은 이 얘기만 나오면 가슴이 답답해지고 머리가 띵하다고들 한다.

내가 아는 어떤 분은 도대체 아이를 낳아 어떻게 키워야 하는가에 대한 회의로 아예 아이갖기를 포기하였다. 이 시대는 심지(心地)가 곧고 분명한 엄마를 필요로 하고 있다. 아직 말도 제대로 못하는 아이들을 붙들고 학습지 공부를 시키기보다 엄마들이 먼저 의식의 각성을 통한 뚜렷한 인생관의 확립이 선행되어야 하는 것이 아닌가 싶다.

내가 요가수련을 통해 얻은 가장 큰 보람은 바로 이 점이다. 나는 희망이라는 밝은 빛을 그 속에서 보았고 그 빛은 나를 무럭무럭 건강하게 키워준다. 그 빛을 통해 바라다보는 세상은 더 이상 어둡지만은 않았고 아이들을 어떻게 키워야할까를 뭇엄마들처럼 조바심내며 남들 눈치봐가며 휩쓸리듯 그렇게 걱정하지도 않는다. 굽이굽이 넘어야 할 산이 많겠지만 잘 해나갈 수 있으리라는 믿음과 자신감이 나를 당당하게 해준다.

요가는 사람의 몸과 마음을 참 건강하게 만들어준다. 산후요가를 해야하는 이유도 바로 여기에 있다.

양정아님 • 귀엽고 또롱또롱한 태완이와 지은이의 엄마입니다. 큰선생님과의 영적인 인연으로 연구원의 초창기부터 시작하여 첫 임신 전부터 꾸준히 수련하고 있습니다. 지금은 요가를 통해 얻은 건강과 행복을 다른 사람들에게 나누어주는 삶을 살고 싶어 본연구원에서 임산부요가 전문지도자의 길을 걷고 있습니다.

우리 몸엔 우리의 산후조리법이 좋아요

1 삼칠일 : 가장 중요한 산욕기

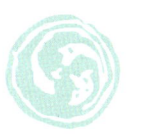
우리 선조들은 특히 산후조리에 관한 매우 해박하고 과학적인 지식과 지혜를 가지고 있었어요. 전통적으로 가정에서 삼칠일, 백일, 첫돌 등을 엄격히 지키는 것은 물론이고 사회적으로도 이 날들을 중요하게 여겨 이와 관련된 관습과 풍속이 전해져 오잖아요? 온마을이 함께 산모와 갓태어난 아기를 보호하고 함께 기뻐한 것은 물론이구요.

요즘 말로 모성건강(母性健康)과 모자보건(母子保健)에 가정과 사회 모두가 힘을 모았다고 할 수 있지요. 우리나라의 전통적인 산후조리는 크게 세 시기로 나눌 수 있는데 그것은 삼칠일→백일→첫돌입니다. 이제 옛 어른들의 산후조리에 관한 지혜를 배워볼까요?

삼칠일이란 산모가 해산(解産)한 날로부터 이레씩 3번을 거치는 기간을 말합니다. 삼칠일은 단군시대에도 중요하게 여겼습니다. '마늘과 쑥만 먹으며 동굴에서 견딘 곰이 삼칠일만에 사람이 되었다'는 내용에서 알 수 있듯이 삼칠일은 금기(禁忌)와 통과의례의 최초 시기로서 이 첫 삼칠일동안의 정성은 백일과도 맞먹는 중요한 의미를 지닙니다.

우리의 삼칠일, 곧 3주는 산부인과에서 말하는 산욕기(産褥期)의 초기절반에 해당하는 시기입니다. 산욕기란 분만 후 자궁을 비롯한 생식기관이 회복되어 임신 이전의 상태로 되돌아가기까지의 기간을 말하며 산모마다 차이는 있지만 대개 분만 후 6~8주의 시기를 말합니다.

 참고 : 단군에 관한 오해와 진실

- **단군신화(檀君神話)?** : 우리나라 사람은 어느 누구도 별 다른 이의없이 민족의 시조를 단군 할아버지라고 이야기하며 그렇게 여기고 있습니다. 그런데도 아직까지도 단군을 역사로 인정하지 않고 습관적으로 단군신화라는 표현을 쓰는 것은 식민사관에서 벗어나지 못한 거지요.

  1893년에 나온 최초의 국사교과서인 「조선역사(朝鮮歷史)」를 비롯, 「조선역사십료(朝鮮歷史十料)」, 「보통교과동국역사(普通教科東國歷史)」 등 한말(韓末)의 교과서들은 모두 단군을 교과서의 첫머리에 실었습니다. 뿐만 아니라 실재인물로 보고 본편(本遍)에 넣어 개국시조로 받들었습니다. 또한 종교와 종파를 초월하여 모인 민족지도자 33인이 작성한 3·1 독립선언문에서도 단군을 우리 민족의 구심으로 삼았습니다.

  그러나 식민사관에 의한 일제의 관학자(官學子)들은 한국에 대한 일본의 침략과 지배를 정당화하기 위해서 19세기말부터 우리 역사를 왜곡하기 시작했는데, 그 가운데 가장 중요한 주제가 한국사를 여는 단군의 문제였습니다. 왜냐하면 식민지 사학의 속성상 일본보다 우리 역사가 앞설 수 없었기 때문에 단군을 부정해야만 했던 것입니다. 그래서 신화라는 이름을 붙여 엄연한 역사를 허구(虛構)로 전락시킨 것입니다.

  정작 일본은 지금 살아있는 사람인 자국의 천황을 신으로 받들라고 강요하는 것은 정말 우스운 일 아닙니까?

- **곰이 사람이 되었다?** : 우리는 모두 생물학적으로는 의심할 바 없는 사람이며 사람으로 태어난 이상 사람의 정신을 갖는 것이 중요합니다.

  우리는 '제발 사람 좀 되어라, 언제 사람이 되려나?' 하는 말을 흔히 합니다. 또 나쁜 짓을 일삼다가 잘못을 깊이 뉘우치고 바르게 살아가려는 사람을 두고는 '새 사람이 되었다, 이제야 사람이 되었다'라고 말합니다.

  단군과 관련된 내용 가운데 특히 오해가 심한 '곰이 사람이 되었다'는 부분은 바로 '사람이 되었다'는 표현과 같은 맥락으로 이해해야 합니다. 이것을 두고 동물이 사람이 되었다는 따위의 진화설(進化說)이나 허무맹랑한 허구로 이해해서는 안 됩니다.

  수행과 수양을 통해 궁극적인 깨달음을 얻었다 또는 자신의 진성(眞性)을 밝혀 영적으로 높은 경지에 올랐다는 뜻입니다. 요가용어로 설명하자면 바른 수행을 통하여 사하스라라 차크라가 열려 부동(不動)의 경지(요가상태)에 이른 것이지요. 그러므로 몸과 마음을 고루 갈고 닦는 요가를 임신 중에 수련하는 것은 더할 나위없이 좋은 태교(胎教)입니다.

삼칠일을 지나면서 일어나는 중요한 변화들은 다음과 같습니다. 먼저, 정상적으로 회복되면 이 시기에 오로(lochia)가 그칩니다. 둘, 난소의 일반적인 기능이 재개되기 시작합니다. 셋, 임신말기에는 평소보다 최고 40%(1~2리터)까지 늘어났던 혈액량이 분만 후 3~4주면 임신하기 전의 평균수치로 줄어듭니다. 넷, 다소 감소했던 신장의 기능이 정상을 되찾습니다.

　　동서양의 산욕기를 가리키는 용어를 비교하면 우리 선조들의 정신과 지혜를 더욱 잘 알 수 있습니다. 우리의 산욕기는 말 그대로 '아기를 낳은(産) 다음에 요를 깔고 누워있는(褥) 기간(期)' 입니다. 영어로 산욕기에 해당하는 말은 포스트파텀(postpartum)과 퓨어피리엄(peurperium)입니다. 이 두 단어는 '아기를 낳다+뒤에, 나중에, 후(後)'로 특정한 기간을 강조하고 있습니다.

　　이에 비해 우리말의 산욕기는 이미 그 단어 속에 그 기간에는 무엇을 어떻게 해야한다는 구체적인 생활지침과 정보를 알려줍니다. 경우에 따라서는 7번째 이레까지 지켰으니 현대의학에서 말하는 일반적인 산욕기와 일치합니다. 삼칠일이든 칠칠일이든 우리나라의 기후와 생활환경 속에서 우리 여성의 몸에 맞는 과학적인 산후조리의 노하우가 들어있으니 오늘날에도 그 중요성에는 변함이 없습니다.

1 금줄 : 감염의 예방과 보호

　　삼칠일에는 전통적으로 대문 앞에 금줄을 칩니다. 금줄은 숯과 생솔가지, 거기에다 아들이면 고추, 딸이면 흰 종이를 끼워넣어 왼쪽으로 꼰 새끼줄입니다. 금줄은 외부인에게 이 집에 막 해산(解産)한 부인과 갓난아기가 있으니 출입을 삼가라는 표시이며 잡귀와 부정을 막는 액막이 구실을 합니다.

　　금줄을 쳐놓음으로써 외부와의 접촉을 막아 산모와 아기가 편안한 휴식과 안정을 취할 수 있는 분위기를 만들 뿐 아니라 혹시라도 외부에서 들어올 수 있는 병원균을 사전에 차단하여 감염을 예방합니다. 이것은 예방의학적으로 보더라도 사후치료위주로 발달된 서양의학과 병원문화보다 오히려 훨씬 앞선 자연건강문화입니다.

숯에는 탈취, 방습, 정화의 효과가 있다하여 요즘 두루 애용되고 있는데, 이것은 숯이 다공질(多孔質)의 구조로 흡착성이 크기 때문입니다.

우리 민족과 소나무는 뗄레야 뗄 수 없는 관계를 가지고 있습니다. 예로부터 하늘에서 신들이 땅으로 내려올 때 높이 솟은 소나무 줄기를 택한다는 신성한 나무이며 또한 십장생(十長生)의 하나로 장수(長壽)를 상징합니다. 이 뿐만 아닙니다. 소나무에 관해 더 자세히 살펴보면 생솔가지를 금줄에 끼워넣는 이유에 저절로 고개가 끄덕여질 것입니다.

전통의학에서 솔잎, 열매, 송진은 모두 약재로서 성인병의 예방과 치료에 쓰입니다. 특히 고혈압, 중풍, 신경통, 천식, 위장병에 효과가 있으며 솔잎은 피로회복에도 좋고 신경을 안정시켜 주므로 솔잎으로 만든 송엽주(松葉酒)는 술로도 약으로도 아주 귀하게 여기지요.

오래된 소나무 뿌리에는 버섯균이 공생하여 혹처럼 커지기도 하는데 이것을 복령(茯笭)이라 합니다. 복령은 부종(浮腫)과 소화불량, 잘 놀라고 가슴이 두근거리는데 특효가 있어 이뇨제, 강장제, 진정제로 쓰이며 최근에는 항종양작용을 한다는 연구결과가 있어 동서양의학에서 두루 관심을 보이고 있답니다.

또한 예로부터 전해오는 '솔바람 태교(胎敎)'는 임신부가 소나무 아래에 바른 자세로 앉아 솔잎을 가르는 장엄한 바람소리를 온몸으로 맞으며 태아에게 그 소리를 들려주는 것입니다. 그 소리를 들으며 임신부는 밉고 싫고 슬프고 두렵고 화나는 온갖 마음의 앙금을 솔바람에 날려버리고 마음을 순화시킵니다. 한 마디로 소나무 숲에서 풍욕(風浴)과 명상을 하며 태교를 하는 거지요.

 참고

- 다공질구조 : 작은 구멍이 많이 있는 물질, 단단하지 못하고 푸석푸석하게 된 바탕을 말합니다.
- 십장생 : 불로장생을 상징하는 열 가지 사물로서 해(日), 달(月), 산(山), 내(川), 대나무(竹), 소나무(松), 거북(龜), 학(鶴), 사슴(鹿), 불로초(不老草)입니다. 십(十)이라는 숫자는 동양의 관념에서 사방과 중앙이 다 갖추어졌음을 뜻하는 상서(祥瑞)로운 수입니다.

첫 번째 칠일을 초이레, 두 번째 칠일을 두이레, 세 번째 칠일을 세이레라 하는데, 각각의 그 날 새벽에 쌀밥과 미역국을 지어 세 그릇씩 삼신할머니께 올립니다. 그 밥과 국은 반드시 산모가 먹어야 합니다.

이것을 미신으로 보려고만 하지말고 그 이면에 담긴 뜻을 헤아려봅시다. 산후 뒷바라지를 해주는 가족이 치성(致誠)을 드리는 마음으로 지은 밥과 국만한 보약이 없다는 우리 여인네의 그 소박하고 정성어린 마음씨를 우리는 배워야 하겠습니다. 이런 풍습은 기쁨과 수고로움을 서로 함께 나누며 가족간의 사랑과 믿음을 더욱 키워주며 생명의 탄생에 대한 감사의 마음과 경외심을 심어줍니다. 그러니 자연스럽게 집안의 질서가 바로 서고 화목해지겠지요?

여기에는 우리가 배워야 할 또 중요한 정신이 있습니다. 튼튼하고 슬기로운 아기를 낳고 또 아기가 무럭무럭 잘 자라고 산모가 건강하게 회복되는 것 모두를 사람의 능력으로 보지 않고 삼신할머니의 보살핌 덕분으로 돌린다는 점입니다. 요즘의 사고방식처럼 내가 잘 나서 잘난 아기를 낳았다거나 내가 뒷바라지를 잘 해줘서 그렇다는 식으로 자기를 내세우지 않아요. 이것은 범사(凡事)에 감사하라는 부처님 말씀과 오른손이 하는 일을 왼손이 모르게 하라는 예수님의 말씀과도 같지요.

이러한 분위기에서는 나만의 자식이라는 소유의식과 집착이 나올 수가 없으니 자연스럽게 성숙한 모성(母性)을 가질 수 있어요. 고단한 하루를 접고 집으로 돌아가는 길에 저기 사립문 밖에서 기다리며 서 계시는 어머니, 그리고 아무 말씀없이 따뜻한 밥과 구수한 된장찌개로 밥상을 차려주시는 그런 어머니의 마음 말입니다.

한편, 쌀은 동양학에서 토기(土氣)를 대표하는 곡식으로 오장육부 가운데 비장(脾臟)과 위장(胃腸)을 안정시키고 튼튼하게 해주며 젖이 잘 나오도록 돕습니다. 그러므로 복벽(腹壁)이 늘어나고 소화력이 약한 산모에겐 더할 수 없이 좋은 음식이지요.

미역은 산후보약으로 불릴 만큼 임신과 분만으로 인해 기운이 소진된 골반기관과 생식기관에 영양을 공급합니다. 그것은 음양오행(陰陽五行)으로 볼 때 미역이 비뇨생식기(泌尿生殖器)에 좋은 수기(水氣)의 성질을 가지고 있기 때문이지요. 서양영양학에서의 분석을 보자면 미역에 풍부한 요오드(I)는 조혈작용을 하고 신진대사를 도와주므로 자궁의 수축을 돕고 젖이 잘 나오게 합니다. 그러니 삼칠일동안에는 미역국을 계속 먹는 것이 좋아요.

2 보온 : 산후풍 예방

우리의 전통적인 산후조리에서 중요하게 여기는 것이 보온입니다. 특히 삼칠일동안에는 절대로 찬 바람을 쐬지 말고 차가운 음식을 피하고 몸을 따뜻하게 해야 합니다.

우리나라에 비해 더운 지방인 필리핀이나 베트남의 산모들조차 산욕기에는 냉(冷)한 성질을 가진 생야채와 과일을 피합니다. 이처럼 동양문화권에서는 산모의 몸을 따뜻하게 해서 냉기(冷氣)가 몸속으로 침입하지 못하도록 주의합니다.

실제로 산욕기 산모의 몸은 저절로 체온이 높아져 몸을 따뜻하게 보온하며 땀을 내는 발한(發汗)작용을 합니다. 몸을 따뜻하게 하여 자연스러운 발한작용을 도우면 땀을 통해 노폐물과 수분이 더 잘 배출되므로 지쳐있는 신장과 방광의 일을 덜어주고 불어난 몸무게를 줄이는 효과가 있어요.

 참고 : 미역

미역에 많이 들어있는 요오드(I)는 갑상선호르몬을 만드는 필수성분입니다. 체내에서 요오드가 부족하면 갑상선호르몬인 티록신(thyroxin)의 생성이 저하되어 신진대사가 떨어집니다. 이렇게 되면 피로, 대사부진, 비만 등의 증상이 생기게 됩니다. 미역에는 분유와 맞먹을 정도로 칼슘(Ca)함량이 높습니다. 칼슘은 뼈(骨)와 이(齒)를 구성하는 성분이며 산후에는 자궁수축과 지혈(止血)작용을 합니다.
미역의 끈끈한 성분인 알긴산(alginic acid)과 복합다당류는 인체가 소화시키지 못하지만 장의 점막을 자극하여 소화운동과 연동운동을 높여 정장(淨腸)작용을 하므로 산후에 흔히 생기는 변비해결에 좋습니다. 또한 해조류에 들어있는 특수성분인 라미나린은 혈압을 떨어뜨리는 것으로 나타나 미역은 산후 보약으로서 손색이 없습니다.

산욕기에 몸을 차게 하는 것은 산후풍(産後風)에 걸리는 지름길입니다. 몸이 차면 기운이 활발히 돌지 않아 상대적으로 회복이 늦어져요. 그리고 골반부위의 관절, 근육, 인대를 비롯하여 느슨해지고 늘어난 온몸의 관절이 그 상태로 굳어버리기 때문에 이를 다시 모으고 조이기가 어려워져요. 그래서 뼈에 바람이 들어갔다 나갔다하는 것 같다, 온몸 마디마디가 시리고 쑤신다는 말처럼 평생 골병(骨病)이 들 수 있습니다.

연구원에는 외국생활의 경험이 있는 임신부들도 있고 현재 남편의 업무 또는 공부를 위해 외국에 가 있는 임신부도 있습니다. 이들은 아기를 낳자마자 바로 찬물로 샤워하는 서양인 산모들을 보고 깜짝 놀라거나 우리도 그렇게 해도 괜찮은 줄 오해하는 경우도 가끔 있습니다. 서양인과 인체구조가 다른 우리나라 여성은 아무리 한여름이라 해도 산후에 찬물로 씻거나 찬 바람을 쐬면 건강을 해치게 됩니다. 우리와 서양여성은 서로 체질이 다르다는 사실을 주목하시기 바랍니다.

자연계를 한번 들여다볼까요? 해산을 하자마자 어미와 새끼가 금방 걸어 다니며 움직일수록 하등동물에 속합니다. 고등동물일수록 산모의 몸이 회복되는 기간과 새끼가 부모의 품을 떠나 독립하는 시기가 늦지요. 서양여성 중에서도 요가를 수련하는 임산부들은 따뜻한 물로 몸을 씻고 긴장을 풀며 건강을 보살핍니다.

건강하게 살려면 자연스러운 몸의 순리에 역행하지 말고 순리에 따라야 합니다. 현대생활에서는 냉장고, 에어컨, 선풍기 등에서 만들어지는 찬물, 차가운 음식, 차가운 공기와 같은 인위적인 냉기가 너무 많으니 더 주의하시기 바랍니다.

2 백일 : 첫번째 생명주기의 시작과 끝

우리는 아기가 태어난 지 백일째가 되면 백일잔치를 하고 다시 삼신할머니께 삼신상(三神床)을 올립니다. 이 날은 삼칠일동안의 금기사항이 풀리고 세상에서 살아가기 위한 준비단계가 끝나고 하나의 온전한 사람으로 대접받게 된다는 의미가 있습니다.

　백일잔치 음식으로는 반드시 백설기를 쪄서 백 집의 이웃에 돌립니다. 신생아에게는 태어난 지 백일이 되기 전에는 색깔 있는 옷을 입히지 않고 흰 옷만 입히다가 이 날 백 집에서 얻어온 백 조각의 천으로 옷을 지어 입히지요. 그러면 아기가 무병장수하여 백수(白壽)를 누린다고 합니다.

　백(100)의 순우리말은 '온'인데 온몸, 온통, 온갖, 온누리라는 말에서 볼 수 있듯이 완전, 완벽, 전체, 많음을 뜻합니다. 사람의 탄생-삶-죽음의 과정에서 백이라는 숫자는 어떤 금기나 통과의례의 변화수를 상징하는 핵심입니다. 그래서 우리는 태어나서는 백일잔치를 하고, 살아가는 동안에는 무수한 백일치성을 드리고 죽어서는 백일재(百日齋)를 지냅니다.

　이렇게 아기에게 해당하는 내용은 여러분도 대체로 많이 들어서 알고 있지요? 그런데 이 백일이 산모에게도 중요한 의미가 있다는 사실을 알고 있나요? 어느 정도 개인차는 있을 지라도 분만한 지 약 100일이 지나면 중요한 변화가 나타납니다.

　그 변화 가운데 하나는 맥박입니다. 임신 중에 혈액량이 늘어남으로 인해 심박출량(심장이 1번 고동칠 때 내보내는 혈액량)이 증가하므로 산욕기 초기에는 평균보다 맥박이 느린 서맥(徐脈)이 됩니다. 이 증상은 빠르면 7~10일, 늦어도 3개월이면 정상수준으로 돌아옵니다.

　또 하나의 중요한 변화는 월경이 다시 시작된다는 점입니다. 젖을 먹이지 않는 산모의 경우에는 약 65%가 100일을 전후하여 월경을 하며 이미 배란(排卵)이 시작됩니다. 젖을 계속 먹일 때에는 더 늦게까지 월경이 없어 경우에 따라서는 8~12개월이 지난 뒤에 월경이 시작되기도 합니다. 그리고 완전히 젖만 먹일 때(완전수유부)에는 월경이 있다해도 무배란성(無排卵性)입니다.

　이러한 변화는 여성의 몸이 가지고 있는 고유한 주기를 회복한다는 중요한 표시에요. 여성의 몸이 이번의 임신-출산-산후라는 생명의 잉태와 탄생의 과정을 일단락 짓고 또 다른 새 생명의 탄생, 곧 다음 번 임신을 준비할 수 있다는 뜻입니다. 그래서 백일이 지나면 여성은 이제 '산모'가 아니라 여성으로서의 자기 자신으로 돌아가기 시작한다는 것입니다. 임신 이전부터 가지고 있던 고유의 체질이 드러나고 여기에 산후조리의 결과에 따라 좌우되는 변화된 건강상태가 굳어지기 시작하지요.

이와 같은 인체의 자연적인 변화와 흐름에서 우리는 산후 부부의 성(性)생활에 관한 힌트를 얻을 수 있습니다. 다시 말해서 산후의 부부관계는 적어도 백일이 지난 다음에 시작해야 안전합니다. 우리나라의 의성(醫聖)이신 허준선생님의 「동의보감(東醫寶鑑)」에는 백일 안의 산후조리에 관하여 다음과 같은 중요한 내용이 있습니다.

> "산후에 백일이 차지 아니한데 칠정(七情)의 기운을 낭비하고 무리하여 일하여 피곤하거나 혹은 바느질을 하거나 날(生) 것과 찬(冷) 것과 끈기가 많고 찰진 음식을 마음대로 먹거나 또는 풍한(風寒)을 범하면 당시에는 깨닫지 못하여도 뒤에 욕로(蓐勞)라는 병증을 일으키는 법이다. 그리고 산후 백일이 지난 후에 부부가 교합(交合)해야 하는데 그렇지 않으면 허리(虛羸)가 극심하여 백병이 자생(滋生)한다."
>
> ―「동의보감(東醫寶鑑)」

백일은 산후요가에 있어서도 중요한 의미를 가집니다. 정상적으로 분만을 했다면 백일이 지나기 전에 기초적인 산후요가를 시작하는 것이 좋습니다. 이미 앞에서 보았듯이 백일을 전후로 산모는 임신과 분만에 의해 좌우되던 모든 육체적인 감각과 상태, 느낌과 감정, 피로함에서 벗어나 새로운 단계에 들어갑니다.

 참고 : 욕로

산후에 너무 빨리 일을 시작하거나 근심, 상처나 부상이 지나쳐서 생기는 증상입니다. 잠깐 일어났다가 잠깐 눕고 음식이 소화되지 않고 때때로 기침하고 머리와 눈이 아프고 어두우며 갈증이 생기고 잠잘 때 땀이 흐르고 한열(寒熱)이 왕래하여 학질(瘧疾)과 비슷합니다.

무슨 일이든 변화의 물줄기가 찾아왔을 때 그 물결을 타야 적은 노력을 들이고서 큰 효과를 볼 수 있지요. 그러므로 몸이 완전히 굳어서 고정되기 시작하는 백일 전에 기초적인 산후수련을 시작해야 산후회복은 물론 산후 다이어트, 몸매 및 피부관리에 좋은 효과를 볼 수 있습니다.

이제 혹시 있을 지도 모를 백일잔치의 유래에 관한 잘못된 생각을 바로 잡을 수 있겠지요? 옛날에는 의학이 발달하지 못하여 영아 사망률이 높았기에 그 가운데에서 살아남은 것을 축하하기 위해서라는 설명말입니다. 이 또한 백일이 가지고 있는 의미와 정신을 모두 없애기 위한 식민사관(植民史觀)에서 나온 잘못된 상식과 편견에 지나지 않아요.

우리는 이처럼 매우 슬기롭고 영적인 민족입니다. 누구라도 일상생활에서 자신과 가족과 이웃의 건강을 손쉽게 지키며 영혼을 살찌울 수 있는 관습과 풍습을 만들어 놓았습니다. 이제 한 개인이 아니라 부모와 자식이라는 뗄래야 뗄 수 없는 인연(因緣)의 끈을 만든 새내기 엄마와 새내기 아빠라면 이제부터라도 이런 지혜의 눈을 떠야 할 것입니다.

3 첫돌 : 사시사철의 순환

아기가 태어난 지 꼭 1년이 되는 날, 첫 번째 생일을 우리말로 첫돌이라 합니다. 돌은 아기의 생일 또는 나이를 세는 말로 1년의 단위입니다.

12달이 모여 1년이 되고 1년은 봄 여름 가을 겨울의 사계절이 한번 순환합니다. 1년 사시사철을 살아봐야 계절의 순환, 곧 철이 오고 감을 알 수 있지요. 그래서 자연의 순리와 인생의 의미를 알기 시작한 사람을 두고 우리는 '철 들었다' 라고 말합니다. 아기의 첫돌은 태어나서 사계절을 모두 겪어 '철을 안다, 철 들었다' 는 상징적인 의미를 가지므로 사계절을 모두 표현하는 오색 색동저고리를 입혀 성장(盛裝)을 시킵니다.

1년이 60번 모이면 1갑자(甲子)가 되는데, 첫돌 이후 평생에 진짜 자기가 태어난 날의 생일을 맞는 것이 바로 환갑(還甲)입니다. 이렇게 볼 때 진정한 생일은 첫돌과 환갑밖에 없으니 사람들이 해마다 떠들썩하게 찾아먹는 생일은 사실 별 의미가 없는 생일이라고 할 수 있습니다. 그러니 차라리 그 날 나를 낳아주신 부모님께 감사하는 마음으로 조용히 지내는 편이 낫지 않을까요?

수행자의 입장에서는 부모님으로부터 이 몸을 받은 육체적인 생일 외에 또 하나의 생일이 있으니 바로 깨닫는 날입니다. 스승을 정신적이며 영적인 부모로 섬기므로 그 날이 바로 영적인 생일이라 할 수 있습니다. 그래서 하루하루를 열심히 살아 스스로 그 정신을 빛내는 것이 생명을 주신 부모님께 진정으로 효도(孝道)하고 보은(報恩)하는 일이라 여깁니다.

한편, 아기 엄마의 입장에서도 첫돌은 매우 의미있는 날입니다. 우리 어머니들은 전통적으로 첫돌 무렵까지 젖을 먹였습니다. 앞에서 이야기한 것처럼 이렇게 완전히 젖만 먹이면 월경을 하더라도 배란이 되지 않습니다. 젖을 계속 먹이면 젖을 나오게 하는 옥시토신(oxytocin)이 난포자극호르몬(follicle stimulating hormone)의 분비를 억제시켜 배란을 막기 때문이에요.

배란이 되지않으면 임신이 안된다는 사실은 다 아시지요? 이는 여성의 몸이 잦은 임신으로 기(氣)가 소진되는 것을 막기 위하여 우리 몸이 스스로 선택하고 작동하는 신비하고 놀라운 자연적인 자동피임과 터울조정의 장치이지요.

여성의 몸이 갖는 특징은 바로 '변화'입니다. 한달에 한 번씩 주기적으로 변하며(월경), 인생에서 여러 번은 열 달이 넘는 기간동안의 변화(임신출산)를 겪기도 합니다. 특히 아기를 낳는 일은 삶과 죽음의 경계를 넘나들며 목숨 걸고 지켜내는 여성의 '재탄생 과정'이라 할 수 있습니다.

마치 애벌레가 허물을 벗고 어여쁜 나비가 되어 창공을 날듯이 자신만의 고

 참고

- 옥시토신(oxytocin) : 뇌하수체후엽에서 분비되는 호르몬으로 자궁수축을 유발하고 촉진시킵니다.
- 난포자극호르몬(follicle stimulating hormone) : 뇌하수체전엽에서 분비되는 호르몬으로 에스트로겐(estrogen)의 분비를 자극합니다. 이 호르몬이 부족하면 불임이 되기도 합니다.

유한 변화의 리듬 속에서 스스로 여성(女性)임을 확인하며 삶과 죽음을 거듭합니다. 그래야만 여성은 진정 여성일 수 있으며 또한 건강과 아름다움도 유지할 수 있습니다.

　이러한 일련의 과정이 잘 진행되었는지 아닌지의 여부를 확인할 수 있는 때가 바로 돌입니다. 우리 어머니들 가운데에는 산후조리를 제대로 못했던 자녀의 생일 무렵만 되면 매년 몸이 아프다는 분들이 있습니다. 이것을 서양의 사고방식과 과학으로 어떻게 설명할 수 있을까요? 이를 두고 단지 신경성이나 심리적인 이유라고 말한다면 너무나 불성실한 대답이 아닐까요?

 산후요가 체험기
첫 아기를 수술로 낳고 둘째는 자연분만에 성공!

김봉중

첫 아이를 임신하고 나름대로의 태교에 열을 올리던 즈음 우연히 백화점 문화센터의 안내지를 보고 임산부요가를 접하게 되었다. 그저 임신 중에 할 수 있는 운동쯤으로 생각하고 수련을 시작했지만 시간이 흐르면서 요가는 그동안의 편견으로부터 벗어나 내게 새로운 세계로 다가왔다. 모체(母體)로서 새 생명을 탄생시키기 위한 의무랄까, 자연의 순리랄까, 아무튼 생명의 존엄성과 자연분만의 중요성에 관해 지금까지 미처 깨닫지 못했던 것들에 눈 뜨게 되었다.

뒤늦게 뱃속 아기의 건강과 순산(자연분만)을 목표로 정하고 새로운 마음으로 수련을 하게 되니 자부심도 생기고 아기를 위해 무언가를 하고 있다는 뿌듯함도 가질 수 있었다.

그러나 그 한 켠에는 '이 정도면 되겠지' 하는 자만심도 함께 있었을까? 몇 달이 지나면서 쉽게 출산할 수 있으리라는 안일한 생각에 알게 모르게 젖어들었던 것 같다. 어떤 상황에 처하더라도 의지를 갖고 인내하려는 마음은 조금씩 잃어가면서….

출산일. 정작 진통이 길어지자 불안해지기 시작했고 마음이 흔들리니 자연히 호흡마저 놓치고 말았다. 결과는 예상치도 않았던 제왕절개! 아기는 자연이 준 방법대로의 소중한 출산기회를 빼앗긴 채 세상과 첫 대면을 하게 된 것이다. 실망감은 이루 말할 수 없이 컸고 혼자서만 잘난 척 의기양양하던 자신이 얼마나 부끄럽던지….

산후조리 기간동안 전통적인 방법대로 미역국 많이 먹고 젖먹이고 요가연구원

선생님들의 지도대로 가벼운 산후요가 동작들을 반복하면서 수술로 상처입은 몸을 회복시키기 위해 노력했다. 다행히 임신 중의 요가와 산후요가를 수련한 덕분에 회복이 무척 빨라 마음의 위안이 되었다.

그 뒤로 몇 달 지나 본격적인 산후요가를 수련하기 시작했다. 둘째 아기를 가질 계획도 있었고 생각대로 되지 않았던 첫 출산을 교훈으로 삼아 겸손한 자세로 수련하여 두 번째에는 꼭 자연분만하고 싶었기에 새로운 각오로 임했다.

내게는 산후요가가 바로 둘째 아기의 임신과 자연분만을 준비하는 임신 중의 요가나 마찬가지였다. 규칙적인 수련과 자연식, 그리고 일찍 자고 일찍 일어나는 등의 자연적인 생활을 강조하시는 요가연구원 선생님들의 가르침은 자신의 부족함을 반성하고 나약한 몸과 마음을 추스리는 힘이 되었다.

물론 쉽지만은 않았다. 이미 인스턴트 음식에 길들여져 있는 입맛, 그에 따라 알게 모르게 약해져 있는 몸, 스트레스, 불규칙하고 복잡한 일상생활. 그런 것들에서 빠져나오는 것부터가 쉬운 일만은 아니었기 때문이다.

그러나 정작 더 큰 어려움들은 둘째 아이를 임신하고 나서부터 시작되었으니 그것은 어쩌면 당연한 결과였을까. 한번의 수술로 자궁은 약해져 있었고 임신 초기엔 유산의 위험, 중기엔 기형아의 우려, 역아(逆兒) 등 적잖이 마음 졸이는 시

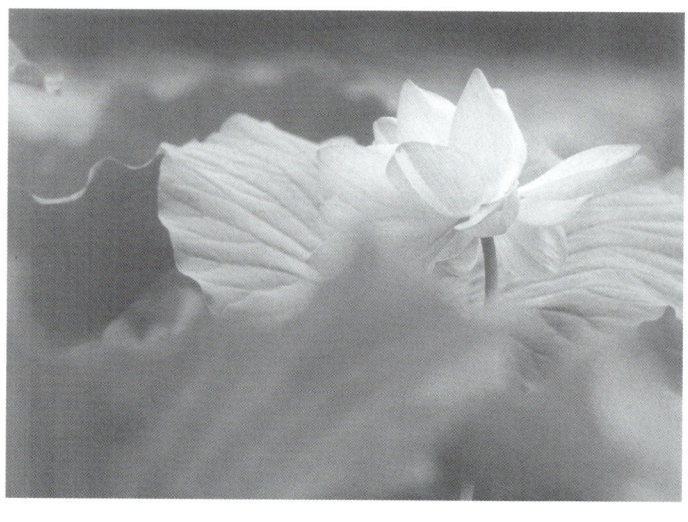

간들이 이어졌다. 양수검사 후 결과가 나오기까지의 한 달동안은 자포자기하는 심정까지 들었다.

　요가연구원 선생님들의 격려와 도움이 아니었다면 어떻게 그 시간들을 이겨낼 수 있었을지 지금 생각해 보아도 아찔하기만 하다. 어머니가 된다는 것이 그토록 힘들고 어려운 일임을 새삼 절감하면서 하루하루, 한달한달을 지내자니 자연히 큰 공부가 되었음은 두 말할 것도 없다. 자연분만은 둘째치고 뱃속 아기가 건강하기만을 빌며 한없이 겸허한 자세가 되었으니….

　수련과 더불어 선생님들께서 권유한 것이 바로 '옴' 만트라(aum mantra, 소리명상)였다. 나는 불경(佛經)과 함께 틈틈이 '옴' 만트라를 통해 갖은 번민으로 들끓는 마음을 가라앉힐 수 있었고 자연스럽게 호흡도 조절할 수 있었다. 9개월째에 역아(逆兒)였던 아기가 바로 돌아왔던 것도 만트라를 수련한 덕이라 여긴다. 만트라 수련을 통해 호흡 연습을 충분히 하게 되었으니 출산시에도 큰 도움을 받았음은 물론이고 무엇보다도 욕심을 버리고 몸의 흐름, 움직임을 느낄 수 있어 좋았다. 자연의 흐름에 나를 맡길 수 있었다고 하면 될른지.

　한 고비 한 고비 어려움을 넘기며 어느덧 예정일을 맞았다. 요가연구원 선생님들께 골치아픈 존재였던 내가 드디어 그에 보답하는 일을 해냈다. 자연분만에 성공한 것이다. 병원에서도 위험하다며 꺼리는 '제왕절개 후 자연분만'을 그것도 갖은 문제점을 안고 있던 내가 해내다니!

　스스로도 의외일 만큼 빠른 진행으로 아기를 낳고 핏덩이를 바로 가슴에 안은 순간의 감격을 어찌 말로 다 할 수 있을까. 출산의 기쁨! 날아갈 것만 같은 기분이었다. 손조롭지 않은 과정이 있었기에 몇 배나 큰 기쁨이었고 연구원의 선생님들께 조금이나마 보답하는 것 같아 마음이 놓였다. 아기에게도 비로소 떳떳한 엄마가 된 것은 물론이고.

　엄마에게 출산의 기쁨을 안겨준 효녀 딸내미는 지금 모유를 먹으며 아무런 문제없이 건강하게 잘 자라고 있다. 젖도 잘 나와서 충분히 먹이고도 남아 짜내야 할 정도이다. 아기는 뱃속에서 힘겨운 시간을 보내서인지 단단하고 야무지기가 차돌맹이같다.

남은 과제는 예쁜 아기 더욱 건강하게 키우는 것과 내 몸 만들기다. 아기 돌보는 틈틈이 집에서나마 산후요가를 하며 게을러지는 자신을 다그치고 있다. 여전히 부족한 점 투성이지만 그러기에 발전 가능성이 더 큰 것이 아닐까라며 스스로 위로해 본다.

아직도 나는 요가의 참 맛을 제대로 알지 못한다. 겨우 인연을 맺었을 뿐이지만 두 번의 출산을 통해 내 건강의 문제점들은 충분히 깨달았고 어찌보면 그것을 풀어갈 방법도 이미 다 알고 있는 것인지도 모르겠다.

요가를 통해 자연 상태에 가까이 가는 것, 조화로운 몸을 만드는 것, 그것이 내가 나를 위해 할 일이라 생각한다. 내 가족과 함께….

김봉중님 • 서른살 넘어 첫 아들 정현이를 제왕절개수술로 낳은 뒤 오빠를 똑닮은 둘째인 딸 정인이를 자연분만하였습니다. 무엇보다 요가를 통하여 자신감과 사랑을 다시금 알게 된 것이 감사하다고 합니다.

상승하여 맨위의 7번째 차크라까지 각성되면 우주적 신비와 진리에 대한 깨달음을 얻게 되지요(이를 신과의 합일(合一), 해탈(Moksa), 열반(Nirvana) 등 무엇이라 불러도 상관없습니다. 진정한 수행자에게 진리는 하나이나 여러 개의 이름으로 불릴 따름이니까요).

쿤달리니의 각성은 원초적이며 역동적인 창조의 에너지, 여성원리를 상징하는 샥티(Sakti)와 불변하는 절대성의 순수의식, 남성원리인 시바(Siva)가 결합할 때 일어납니다. 다시 말해서 우주음양의 조화가 이루어질 때이지요. 차크라는 동양의학의 단전(丹田)과 유사한 개념이며 서양의학에서는 정확한 설명을 할 수는 없지만 대체로 신경총(plexus)에 해당한다고 봅니다.

만약 쿤달리니 샥티가 척추 중앙의 수슘나를 타고 흐르지 않고 이다나 핀갈라쪽으로 흐르면 음양의 부조화로 인해 몸과 정신이 모두 상합니다. 그래서 요가에서 바른 자세를 강조하는 것은 척추가 몸의 골격을 유지시키는 중심이자 기둥이며 신경통로라는 현실적이며 해부학적인 측면과 눈에 보이지 않는 정신물리학적인 에너지 차원을 모두 감안하기 때문이지요.

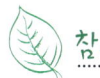 참고

- 신경총(plexus) : 여기저기에서 뻗어나온 신경다발(신경절)들이 복잡한 망을 형성하여 재배열되는 곳입니다.
- 단전(丹田) : 체내에서 원기(元氣) 또는 신(神)이 거주하는 곳으로 중국의 고서(古書)인 「포박자(抱朴子)」에 따르면 양눈썹사이 3치 들어간 곳을 상(上)단전, 심장아래에 있는 곳을 중(中)단전, 배꼽아래 부분에 있는 곳을 하(下)단전이라 합니다.
  일반적으로 단전이라 하면 하단전을 가리키는데, 흔히 배꼽 밑 3cm라고 체표부분을 말하기도 하지만 엄밀히 말해서 단전은 다음과 같은 해부학적인 위치입니다. ①허리를 앞으로 구부릴 때 등쪽으로 들어가는 힘 ② 허리를 뒤로 젖힐 때 배쪽으로 나가는 힘 ③숨을 마실 때 가로막이 내려가는 힘 ④ 항문을 조일 때 위로 올라가는 힘, 이 네 방향의 힘이 한 곳에서 만나는 지점입니다. - 출처 : 이승용, 「한국인을 위한 음양(陰陽)-요가」(1996, 도서출판 홍익요가연구원)

휘해야 할 때입니다. 우선, 임신과 분만으로 인해 소진한 기력을 회복하고 몸을 추스려서 차츰차츰 체력을 길러야 합니다.

임신과 분만에 드는 노력과 에너지, 그리고 그로 인한 몸의 내외적 변화를 고려할 때 여성의 몸이 회복되는 속도는 정말 놀랄 정도로 빠릅니다. 그러니 분만의 과정과 산후조리의 과정에서는 무엇보다 자기 자신을 믿는 것이 중요합니다. 여자는 약하지만 어머니는 강하다고 하잖아요. 산후요가와 함께 생명을 창조하고 탄생시킨 여성의 몸이 연출하는 자연치유력의 대파노라마에 적극적으로 참여하여 이해하고 스스로 주인공이 되길 바랍니다.

요가에서는 인체를 대우주와 닮은 꼴인 하나의 소우주로 봅니다. 이러한 관점을 이해하기 위한 핵심개념은 프라나(prana), 나디스(nadis), 차크라(cakra)인데, 각각은 다음과 같습니다.

프라나란 바람이라는 뜻에서 시작하여 생명을 실어나르는 바람, 곧 숨, 숨결, 생명력, 생명 에너지(vital energy)를 말합니다. 이는 동양의학에서 말하는 기(氣), 기운(氣運)과 같지요. 산후요가는 우주자연에 퍼져있는 프라나를 산모의 몸에 더 많이 더 잘 흡수할 수 있게 도와줍니다.

나디스란 관(管), 도관(導管), 통로라는 뜻이며 우리 몸속에서 프라나가 다니는 통로, 곧 동양의학의 경락(經絡), 기맥(氣脈)에 해당합니다. 전통적으로는 72,000개의 나디가 있다고 하며 그 중 가장 핵심적인 것은 이다 나디(ida-nadi), 핀갈라 나디(pingala-nadi), 수슘나 나디(susumna-nadi)입니다. 척추를 타고 흐르는 수슘나를 중심으로 왼쪽 콧구멍에서 시작하는 달 에너지(음기)의 통로인 이다와 오른쪽 콧구멍에서 시작하는 태양 에너지(양기)의 통로인 핀갈라가 양쪽에서 수슘나를 나선형으로 휘감아 돕니다. 마치 DNA모양처럼요. 산후요가는 이 나디스들을 막힘없이 뚫어주어 에너지의 흐름과 왕래를 원활하게 만들어요.

차크라는 세 나디의 7개의 교차점입니다. 차크라란 바퀴, 원이라는 뜻을 가지며 우주적 에너지인 쿤달리니 샥티(kundalini Sakti)가 잠들어 있는 우리 몸의 잠재된 에너지 센터입니다. 이 쿤달리니 샥티가 활성화되어 수슘나를 타고

푸루사	+	프라크르티	=	요가
양		음		균형
남성적		여성적		조화
시바		샥티		쿤달리니 샥티의 각성
정신		물질		통일

그래서 요가에서는 신(神)이라는 개념자체가 탄생, 창조, 시작이라는 뜻을 가집니다. 요가의 주신(主神)인 시바는 '빛의 시작, 빛의 탄생'이라는 뜻입니다.

여기에서 알 수 있듯이 요가의 삼위일체 가운데 피상적으로 파괴를 담당한다고만 알려진 시바의 파괴는 그 이후에 올 새로운 창조를 위한 것입니다.

모든 살아있는 생명체는 필연적으로 죽음을 맞이하며 사라집니다. 밤이 사라지지 않으면 아침이 올 수 없고 나뭇잎이 썩어 제 뿌리에 거름이 되어주지 않으면 새봄에 나무의 새싹이 돋을 수 없는 것이 자연의 이치이지요. 이러한 자연적인 순환을 위한 창조적인 파괴가 시바의 에너지입니다.

사람이 할 수 있는 가장 신적(神的)인 일이 아기를 잉태하고 낳는 일이며 갓 태어난 아기는 때묻지 않은 순수 그 자체, 바로 신(神)입니다. 요가의 언어인 산스크리트어에서 갓난아기를 크리슈나(Krisna)라고 하는데, 쉽게 말해서 옛날에 우리가 어린아이의 이름으로 많이 불렀던 간난이가 바로 인도에서는 크리슈나예요. 크리슈나는 요가의 삼위일체에서 유지와 보호의 신인 비슈누(Visnu)의 화신(化身)이에요. 그리고 지금도 인도에서 가장 흔한 어린이 이름 가운데 하나이자 인도민중들에게 가장 사랑받는 영웅적인 신이랍니다.

지금 여러분의 품안에 안겨 새근새근 잠자고 있는 갓난아기를 한번 바라보세요. 발그레한 볼은 마치 부드러운 아침햇살과 같고 토실토실한 주먹은 달님을 쥐고 있는 듯합니다. 솜털이 보송보송한 이마는 하늘을 닮았지요. 이렇게 아기는 바라보기만 해도 저절로 우리의 기분이 좋아지고 마음이 너그러워지는 존재, 있음 그 자체로서 빛나는 존재, 바로 신(神)입니다. 그리고 그 신의 어머니, 여러분은 바로 생명의 여신(女神)입니다.

이제 여러분은 생명의 여신 고유의 특기인 무한한 생명력과 자연치유력을 발

IV. 산후요가, 생명 에너지를 활성화시켜요

1 생명창조의 우주 에너지를 흡수하는 산후요가

　누군가가 '세상을 지배하는 자는 남자다. 그 남자를 지배하는 자는 여자다'라고 했는데, 그것은 요가철학에서도 마찬가지인 듯합니다. 요가에서는 불변하는 우주적 정신인 푸루사(purusa)와 만물의 근원적인 물질 에너지인 프라크르티(prakrti)가 결합할 때 존재가 발생한다고 봅니다. 이때 푸루사는 정신, 내용, (＋)에너지, 양기(陽氣), 남성적 에너지이며 프라크르티는 물질, 형식, (－)에너지, 음기(陰氣), 여성적 에너지입니다.

　푸루사의 신적인 에너지인 시바(Siva)와 그의 짝인 생명창조의 여성 에너지를 샥티(Sakti)라 하는데, 시바와 샥티의 완전한 결합상태에서 사람은 인체에 잠재된 우주적 에너지가 활성화되어 신성(神性)에 이르거나 우주의 신비와 진리에 대한 깨달음에 이릅니다. 시바가 영원성이라면 샥티는 변화, 곧 시간이라 할 수 있지요.

　자연계에서 변화하지 않는 것은 죽음을 뜻합니다. 무릇 생명이란 태어나고 자라고 성장하며 죽는 변화의 과정을 거쳐야만 합니다. 그것이 생명체의 생명다움이며 살아있음의 증거이지요. 그 살아있음, 생명력, 창조와 탄생의 에너지가 바로 샥티에서 나옵니다. 이는 마치 생명의 탄생에 있어서 아버지가 씨앗을 주고 이름을 주지만 그 생명을 실제 잉태하고 제 몸 아파 낳고 키우는 것은 모두 어머니의 일인 것과 같지요.

2 임신출산에 관련된 주요 차크라

여성의 임신기간과 산후회복의 초기기간에는 누구나 척추가 중심에서 이탈된 상태에 있습니다. 산후회복기간에 이를 다시 바로 잡아야만 수슘나, 이다, 핀갈라간의 에너지 흐름과 교류가 원활하게 이루어지고 차크라가 활성화될 수 있습니다. 이를 동양의학적으로 풀이하자면 우리 몸의 음양의 경락을 모두 조화롭게 맞추어 기(氣)와 혈(血)을 원활하게 소통시키고 기운을 회복하는 것이지요.

이러한 인체의 신비를 안다면 자연분만이 좋다는 정도가 아니라 자연분만을 해야만 한다고 강조한 이유를 어느 정도 이해하시겠지요? 제왕절개술이 현실

상식 밖의 정식

제왕절개 수술은 안전하다?
모성 사망률 정상분만의 11배…후유증도 커

제왕절개 수술은 자연분만이 산모나 태아에게 중대한 위험을 부를 것으로 예측될 때 시행하는 응급 수술이다.

그러나 의료보험공단의 통계에 따르면, 우리나라 임산부 5명 가운데 1명은 제왕절개 수술로 분만을 하고, 그 비율도 해마다 증가하는 추세다. 그 원인은 병원과 산모의 이해가 맞아 떨어진 측면이 강하다. 우선 병원쪽은 만약의 경우 일어날 수 있는 의료사고를 피할 수 있고, 정상분만에 소요되는 시간과 노력을 줄이면서도 훨씬 많은 영리를 추구할 수 있다는 계산이 깔려 있다. 산모들은 수술이 안전할 뿐 아니라 분만의 고통을 덜어줄 것이라는 믿음 때문에 수술을 선호한다.

그러나 불필요한 제왕절개 수술은 결코 정상분만보다 안전하지 않다. 철저히 방어적 진료를 하는 미국의 통계에 따르더라도, 모성 사망률(분만과 관계된 산모의 사망률)이 정상 분만에서는 10만명중 2.7명인 데 비해 제왕절개 수술에서는 10만명당 30.9명으로 무려 11배에 이른다. 주요 사망 원인은 과다 출혈, 패혈증, 폐전색증, 마취 사고 등이다. 또 분만 뒤 합병증이나 후유증도 제왕절개 수술에서 훨씬 높게 나타난다.

게다가 수술을 받은 산모는 입원기간이 길고 회복이 늦을 뿐 아니라, 출산 비용이 많이 들기 때문에 경제적으로도 그만큼 손실이 크다.

서울대 의대 가정의학교실

〈제왕절개술의 위험성 : 한겨레신문 1998. 3. 2〉

적으로 자연분만보다 모성사망율이 10배나 높고 산후회복도 훨씬 더디다는 눈에 보이는 위험성 외에도 눈에 보이지 않게 여성의 건강과 영적인 삶을 위협하기 때문이지요. 불가피하게 제왕절개술을 할 수밖에 없었다 하더라도 우리 몸의 가장 중요한 이 나디스(경락)들이 끊어지기 때문에 당장에는 잘 몰라도 장기적으로는 건강은 물론 수행에도 장애가 생깁니다.

각 차크라는 고유한 성질의 에너지가 응집되어 있는데, 척추 맨밑에서 정수리 부분으로 올라갈수록 육체적이며 물리적인 에너지의 차원이 정신적이며 영적인 에너지의 차원으로 승화됩니다. 여기서 임신과 출산, 그리고 산후회복에 직접적인 역할을 하는 것은 월경현상과 마찬가지로(본인의 졸고 「달·여성·요가」를 참고하시기 바랍니다) 물라다라 차크라와 스바디슈트하나 차크라입니다. 마니푸라 차크라, 아나하타 차크라, 비슈드하 차크라는 산후회복을 돕는 2차적인 역할을 하며 아즈나 차크라와 사하스라라 차크라도 도움을 줍니다(차크라에 관한 자세한 내용은 「한국인을 위한 오행요가」(이승용 지음, 도서출판 홍익요가연구원, 2001)를 참고하시기 바랍니다).

1 물라다라 차크라(Muladhra cakra)

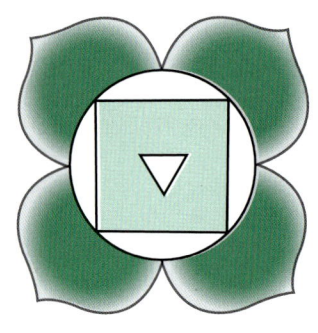

물라다라는 뿌리, 근본, 기초라는 뜻으로 몸통의 뿌리가 되는 곳인 항문부위 또는 회음부(會陰部)에 있습니다. 인체의 배설작용과 성(性)전반을 조정하므로 또한 근본, 뿌리라는 이름이 붙여졌답니다.

우리의 전통의학에서는 오장육부의 금기(金氣)에 해당하며 배설과 수송을 담당하는 허파(肺)와 대장(大腸)과 관련되어 있습니다. 서양의학에서 대장은 넓은 의미로 맹장, 결장, 직장, 항문 등을 포함하는 기관입니다.

물라다라 차크라는 일곱 차크라의 시작점이자 가장 중요한 세 나디스의 출발점이기도 하므로 실제적인 차원과 초월적인 차원 모두에서 존재의 뿌리가 되는 에너지 센터입니다. 이 차크라는 모든 생명체가 뿌리내리는 곳이자 회귀처인 음기(陰氣)와 여성 에너지를 상징하는 흙(prthvi)과 자궁(yoni)으로 표현됩니다. 요가에서 자궁은 모든 우주의 생명을 탄생시키는 우주적 자궁, 나아가 어머니 대지(大地)로 발전됩니다.

이 차크라의 에너지는 임신과 분만에 직접적인 작용을 하는데 정액을 체외로 방출하는 힘과 분만할 때 아기를 자궁 밖으로 밀어내는 힘으로 작용합니다. 이 에너지는 본능적인 생존의 욕구를 지배하므로 이 에너지가 강하고 좋으면 그만큼 회음부의 수축을 비롯한 산후회복도 빠르겠지요.

아시다시피 허파가 주관하는 호흡작용은 코를 통한 비강(鼻腔)호흡과 땀구멍을 통한 직접적인 피부호흡 두 종류입니다. 호흡작용을 통한 순환과 배설 및 배출기능이 원활해야 분만 후에 남아있는 여분의 체중이 쉽게 빠집니다.

2 스바디슈트하나 차크라 (Svadhisthana cakra)

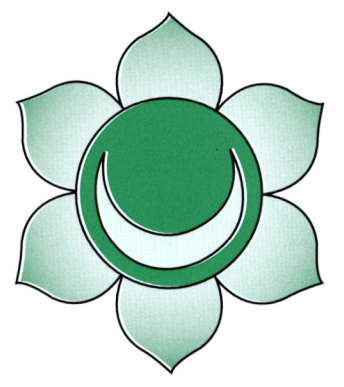

스바디슈트하나는 자아에 근거하다라는 뜻으로 생식기에 위치합니다. 전통의학에서 오장육부의 수기(水氣)인 신(腎)과 방광(膀胱)에 해당합니다. 수기란 생명력의 근본인데, 신에서는 원천적인 정기(精氣)를 간직하고 저장하여 필요에 따라 내보내지요. 서양

 참고 : 티록신(thyroxine)

①당질, 지질, 단백질 등 에너지대사와 세포의 대사율을 높이고 ②적혈구의 생성, 심장과 혈관의 활동을 증진시키며 ③체온과 땀을 조절하며 ④젖을 생산하며 ⑤성장에도 관여하는 호르몬입니다.

의학에서 보자면 신장, 방광, 자궁, 난소, 부신(副腎)을 비롯한 비뇨생식기 계통 전체에 해당합니다.

이 차크라는 물(apa)과 초생달로 표현되는 여성 에너지의 성격입니다. 물은 살아있는 모든 것의 생명을 유지시키는 근본요소이며 순환하는 성질을 가집니다.

초생달은 시간을 상징하는데 달이 차고 기우는 것을 통해 시간의 흐름을 알 수 있기 때문이지요. 이런 이유로 인해 달은 순환, 변화의 뜻을 가지기도 합니다. 여성은 달의 순환주기와 일치하는 월경주기를 가지며 여성의 신체가 매달 주기적으로 순환하고 변하는 것은 바로 생명의 창조와 탄생을 준비하기 위한 것이에요. 그래서 초생달은 역삼각형과 함께 요니(자궁)를 상징한답니다.

스바디슈트하나는 생식의 근원지이며 생명의 탄생지입니다. 그러므로 이 에너지를 잘 관리하면 잉태의 순간부터 분만, 그리고 산후회복이 잘 됨은 말할 것도 없겠지요. 특히 자궁퇴축, 질(膣)과 회음부의 복구, 신장과 방광이 정상적으로 회복되는 것을 도우며 뼈를 튼튼하게 합니다.

산후요가 체험기
스무 시간의 산고를 한 시간으로 줄여준 산후요가

김희진

지금은 밤 11시. 조용한 분위기에서의 수련, 보고 싶은 책, 혼자서 해야 할 일들….

이런 것들은 두 딸 아이가 잠든 후에나 가능하다. 건강하려면 자연의 섭리에 따라 일찍 자고 일찍 일어나야 한다는 너무나도 중요한 진리를 접어둔 채로 나는 아이들이 잠들기가 무섭게 나의 일, 그 첫 장을 연다. 비록 눈은 졸리고 몸은 피곤하지만, 나만의 공간에서 책장을 넘기는 순간은 잠시일지라도 밀려오던 피곤이 사라진다.

내가 지난 3년 동안 한 일은 무엇인가? 남편은 매일 매초가 전쟁과도 같다고 하는데, 나의 3년은 딱히 무어라 표현할 수 없이 정말 순식간에 지나갔다. 내 몸 속에서 두 번의 우주를 창조해낸 것? 요즘 같은 세상에 어떻게 나의 아이들에게 부모로서 건강한 정신과 육체를 심어줄 것인가는 생각지도 못한 채 그것도 연년생으로 두 아이를 낳기에 바빴을까. 하지만 지금 생각해보면 그 상황이 나를 더욱 '깨어있음'의 상태로 나아가게 한 것이 아닌가 싶다.

둘째 윤서를 임신한 것은 큰 아이 수정이가 돌이 되기 불과 한 달 전이었다. 유달리 입덧이 빨라 임신 사실을 빨리 알지만 입덧이 심하지는 않았다. 임신 초기에는 마침 연구원에서 요가를 비롯하여 자연건강의 원리와 이론을 더욱 깊이있게 공부하는 <깨닫기주말학교>가 열려 강의를 들으면서 몸과 마음의 안정을 찾았다. 어느 날 신참도 아닌데 맨 앞자리에서 당근쥬스를 옆에 낀 채, 올라오는 신내를 삼키며 꺽꺽거리며 강의를 듣고 있었다. 그런 나를 보며 큰선생님은 웃으며 말씀하셨다.

"당근쥬스는 옆 사람에게나 주고 그 집은 수련실 밖에 있는 약수물이나 마시지 그래."

이렇듯 나의 소우주는 엄마가 겪는 조그마한 깨우침의 연속과 주변 선생님들의 정성 속에 조금씩 영글어가고 있었다.

첫 아이 수정이의 출산 전후는 몸이 너무 아팠던 기억 밖에 없었다. 수정이를 낳기까지는 20시간의 산고(産苦)를 치루어야 했고, 낳은 후에는 몇 배나 힘든 100일이 뒤따랐다. 아이를 출산하는 것에 대한 두려움이 많이 앞섰기에 임신 중에 임산부요가를 수련하는 것은 나에게는 숨쉬는 것과 다를 바가 없을 만큼 소중했다.

요가연구원에 나오는 것은 수정이 때문에 일주일에 두 번 밖에 허락되지 않았다. 집에서는 매일 최소 30분에서 1시간 정도씩 수련을 했고 우리 민족고유의 천부경(天符經) 만트라(mantra)를 하며 나의 순산(順産)을 기원했다. 수정이 때에 비하면 적은 운동량이긴 했지만 상황에 맞추어 나름대로 정성을 기울였다. '순한 아기가 태어나게 해 주세요' 항상 빼놓지 않았던 나의 기도 내용 중 하나이다(첫 아이 수정이? 결코 순하지 않다. 하지만 무척 건강하다. 그래서인지 엄마인 나는 힘이 좀 든다).

입덧이 진정되고 나서 첫째 때와 마찬가지로 몸의 기운이 잘 맞지를 않아 자연생식을 강력하게 실천하여 또 한 고비를 넘겼다. 임신을 하면 배만 볼록 예쁘게 나오는 사람들이 너무도 부러운 나는 온몸의 살이 다 오를 만큼 찌고 만다. 운동량은 당연히 늘려야만 했다. 임신 중 나의 과제는 첫째 때도 그랬는데 둘째도 거꾸로 있는 아기를 바로 돌리는 것이다. 나의 노력에도 불구하고 거의 8~9개월까지 뱃속의 내 아이는 아랫배만을 뻥뻥 차곤 했다.

"손심아(둘째 아이가 뱃속에 있을 때 남편과 함께 불렀던 애칭. 첫째는 튼튼이라고 불렀다) 거꾸로 있으면 서로 힘들게 되니까, 원래의 위치로 돌아가렴. 엄마도 열심히 운동할게."

변형 고양이자세를 하며 이렇게 아이와 얘기하곤 했다. 정기검진시 의사선생님은 대부분 돌아오니까 걱정 말란다. 신경을 쓸 필요가 없다는 태도다(아니면 수술 하면 된다는 것인가?). 물론 마음 편한 것도 좋겠지만 손놓고 가만히 있으면 저절로 아이의 위치가 돌아올까 하는 의구심이 들기도 했다. 그러나 모든 일에는 정성을 기울여야 좋은 결과가 있는 법! 지금은 거꾸로 있지만 열심히 노력하면 제 위치로 돌아올 거라는 절대적인 긍정을 잃지 않았다.

2001년 1월 2일, 출산 예정일 3일 전. 가진통이 조금씩 조금씩 나의 살과 뼈로 스며들었다. 먼 외출을 삼가고 평소대로 생활하며 마음의 준비를 했다. 수정이와의 바쁜 일과가 얼마간은 진통을 잊을 수 있게 하곤 했다. 1월 3일 신년 인사 겸 요가연구원에 전화를 했다. 이희주원장님께서 마침 큰선생님이 계시다며 전화를 바꿔주셨다.

"가진통이 시작됐으니 배에다가 정신을 집중하며 명상을 해야 해. 아기와 엄마가 서로 영적인 교류가 되어야 하니까 의식을 집중하며 호흡을 해. 잘 순산해야지, 힘내시게."

되돌아보면 내 아이와 내가 마지막까지 의식을 놓지 않고 잘 순산할 수 있었던 것은 평소에 선생님들 말씀대로 열심히 수련한 것과 결정적으로 이 날 큰선생님의 정성어린 말씀 덕분이었던 것 같다.

예정일 하루 전 날인 1월 4일, 새벽부터 배가 많이 아파 친정 어머니와 통화했다. 낮 12시쯤 한 손에 꼬리곰탕을 들고 '희진아' 하며 어머니가 문을 여셨다. 아무래도 오늘 아이를 낳을 것 같다는 느낌에 서둘러 집안일 끝내고 오셨다고 했다. 회의 도중 회사에서 빠져 나온 남편과 함께 집에서 저녁을 두둑히 먹고 짐을 챙겼다. 저녁 7시부터는

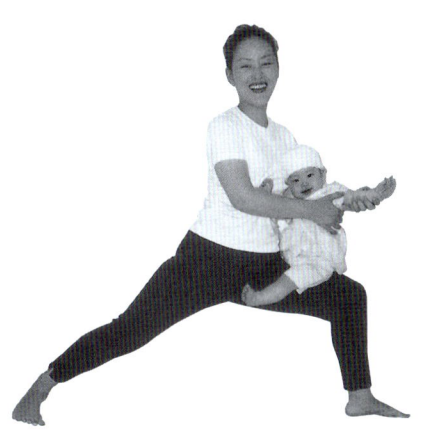

배가 뒤틀리는 듯한 진통이 오기 시작했다. 허기가 지면 안 된다기에 진통 중에도 천천히 식사를 하고, 의자에 팔을 기댄 채 쪼그리고 앉아서 심호흡을 계속하고 있었다. 진통 간격은 3분, 저녁 9시였다.

남편과 나는 짐을 챙겨 병원으로 향했다. 엄마하며 손을 흔드는 수정이의 모습을 뒤로 한 채. 차가 흔들릴 때 진통이 오면 배가 어찌나 더 아프던지 그리고 그날따라 왜 그리도 추운지 아마도 몇십년 만에 찾아온 추위였던 듯했다.

병원의 분만대기실에 도착한 것은 저녁 9시 15분, 의사가 내진을 해 보더니 자궁이 4cm 열렸으니 오늘 중으로 아이를 낳겠다고 하였다. 그런데 산모들이 그날따라 왜 이리 많은지 분만대기실에는 빈 자리가 없었다. 이동침대를 가져와 창문 옆에 갖다 놓더니 누우라는 것이다. 어쩌겠나, 할 수 없는 일이지. 침대 옆으로는 산모의 남편들이 분주히 왔다갔다 하고 이미 출산을 마친 산모들은 수다소리를 높이고 한편에서는 비명을 지르고 창문으로 들어오는 찬 바람이 온몸 속에 스며들어 더욱 손발을 저리게 했다.

남편은 내 손을 꼭 잡고 '괜찮아?' 하며 옆에 붙어서 사람들이 지나다니는 것을 몸으로 막아 주었다. 소리도 지르다가 쉬고 호흡하다 쉬고, 나중에는 뭐가 무언지 너무 배가 아팠다. 진통이 물밀듯이 계속 겹치면서 몰려왔다. 다시 정신을 집중하며 호흡을 하였다. 그러다가 어느 한 순간 뭉클한 것이 화장실에 가고 싶은 느낌이 들었다. 남편이 의사를 불렀고 내진을 했다.

"8cm가 열렸어요. 분만실로 옮기죠."

그 때가 9시 30분이었다.

간호사가 침대에서 일어나 그네같이 생긴 곳으로 올라가라고 했다. 정신없이 배가 아픈데, 내 생각은 도무지 안 하는지 그네로 가서 발을 올려놓고 손은 위로 뻗고 등등 어려운 동작을 시켰다.

힘을 주고 산소 호흡기로 숨 쉬고 그리고 또 한번의 반복, 나도 모르게 동물 소리에 가까운 비명이 흘러 나왔다. 그 때였다. 뜨거운 무언가가 불쑥 빠져나오는 것이 느껴졌다.

"엄마아~ 응애~"

힘찬 울음소리와 함께 내 사랑스러운 둘째가 태어났다. 저녁 9시 45분, 3.6kg의 건강한 딸 아이 윤서를 가슴에 꼭 끌어안은 순간이었다.

수정이 때 겪은 20시간의 산고가 불과 1시간만의 순산으로 줄어들 줄이야! 감사하고 또 감사할 뿐이었다. 그날은 지친 몸과 설레는 마음으로 꼬박 밤을 새고 새벽녘이 되어서야 겨우 잠을 청할 수 있었다.

"엄마, 아빠빠, 맘마."

이렇게 옹알이를 하며 아침 7시면 이미 윤서가 온방을 기어 다닌다. 첫째 아이 수정이는 9시에 눈을 뜬다. 일어나면 제일 먼저 한 살 아래 동생에게 다가가 '응떠, 까꿍(윤서, 깍꿍)' 하며, 두 딸아이가 서로 킥킥대곤 한다.

요즘처럼 복잡하고 불확실한 환경에서 내 아이들에게 나는 부모로서 어떻게 그리고 어떤 영혼의 집을 지어 줄 것인가! 내가 해야 할 과제가 한 가지 늘어난 셈이다. 늦은 퇴근이어서 피곤할 텐데 우리 아이들이 세상에서 제일 예쁘다면서 열심히 놀아주는 남편. 그리고 아빠와 노는 것을 가장 좋아하는 수정이. 또 뭐가 그리 맛있는지 열심히 기어다니며 입에 넣기에 바쁜 윤서. 이 모든 것들이 내 몸 속 어딘가에 있는 것을 자꾸 흔들며 나로 하여금 깨어 있기를 절실히 요구하는 듯하다. 아이들의 엄마로서, 아내로서, 그리고 나 자신으로서.

고요만이 있는 지금, 이 새벽에도 나는 그것의 실마리를 요가에서 찾으며 나 자신을 가다듬어 본다.

김희진님 • 결혼 전부터 수련하고 있는 연구원의 터줏대감입니다. 서른이 넘은 적지 않은 나이에 결혼해 아기도 쑥쑥 잘 낳고 시부모님께도 잘 한다며 주위에서 칭찬이 자자한 며느리랍니다.

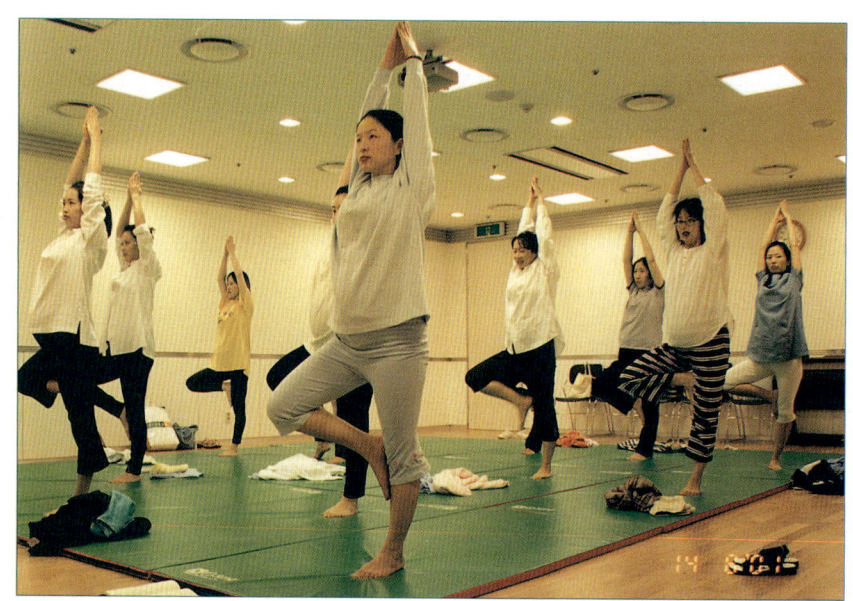
나무자세를 하고 있는 임신부들

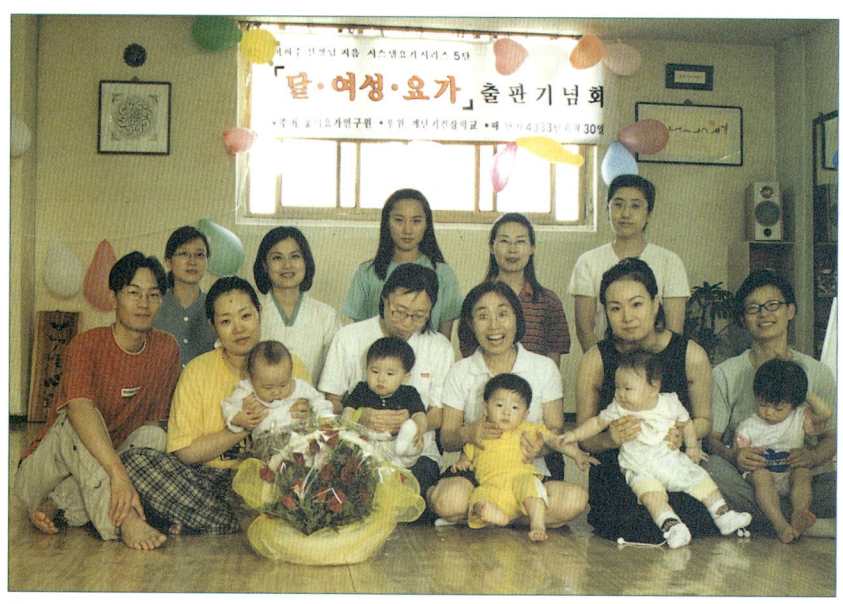
「달·여성·요가」의 출판기념회에 참석한 엄마들과 함께

제 2 부
아기와 함께 요가를 시작해요

저 바닷물을 밀치고 떠오르는
붉은 빛을 보라
토해내듯 저 광대한 붉은 빛을
누가 희망이 없다고 말할 수 있는가
저 서녘하늘 뒷산을
단풍처럼 물들이며 넘어가는
붉은 노을을 보라
아름답다 못해 안타까움으로 드러내는구나
건너편 산등성이 위로
떠오르는 봉골의 달
나무와 나무 사이
계절이 오고가도
사람이 바뀌어도
자연의 진실은 변함이 없다
그대들이
스스로의 건강과 지혜를
스스로의 힘과 노력으로 몸부림칠 때
희망과 아름다움이 함께 하리라
그 길엔 해님과 달님과 별님들의
하모니가 함께 하리라.

I. 수련을 시작하기 전에 알아두세요

1 일반적인 주의사항

분만의 진행과 산후회복의 과정은 여성마다 다릅니다. 그래서 수련을 할 때에는 너무 서두르거나 무리해서는 안되며 반드시 자신의 몸 상태에 맞추어 조절해야 합니다. 이미 앞에서 살펴보았듯이 우리 여성의 몸에 맞는 산후조리를 하기 위해서는 몇 가지 지켜야 할 일반적인 원칙을 한번 더 짚고 넘어가지요.

하나, 몸을 따뜻하게 하는 것입니다(21~23쪽 참고).

둘, 절대안정과 충분한 휴식을 취하는 것입니다. 여기서 절대안정과 휴식이란 자궁퇴축(子宮退縮)과 회복을 위한 전문적인 산후수련을 하면서 산후 1~2주는 거의 방안에서만 생활하는 정도의 수준을 말합니다. 이렇게 잘 쉬어야 분만으로 인한 체력소모를 보충하고 피로에서 벗어날 수 있으며 또한 외부와의 접촉을 피함으로써 여러 가지 감염을 예방할 수 있습니다.

셋, 잘 먹어야 합니다. '잘 먹는다'는 것은 무조건 많이 먹고 고기를 먹어야 한다는 의미가 아닙니다. 산모가 먹는 음식은 소화가 잘 되면서 몸무게를 늘리지 않아야 하며 자궁퇴축을 돕고 젖이 잘 나오도록 하는 효과가 있어야 합니다.

이러한 음식이 바로 수기(水氣)의 기운을 가진 음식입니다. 비뇨생식기를 튼튼하게 하는 수기의 성질을 가진 음식으로는 미역, 다시마, 김, 검은 콩, 된장, 간장, 죽염, 홍화씨, 밤, 돼지고기, 멸치 등이 있습니다.

요가를 수련할 때에는 다음의 세 가지 내용을 꼭 지키시기 바랍니다.

- 가능한 움직임을 천천히 해야 합니다.
- 동작에 호흡을 맞추어야 합니다.
- 동작 하나하나에 의식을 집중해야 합니다.

그리고 다음의 사항에도 주의를 기울이세요.

하나, 너무 조급하게 잘 안되는 동작을 억지로 시도하지 말고 차근차근 몸의 운동범위와 운동량을 늘려나가세요. 부드럽고 작은 동작부터 시작하여 점점 크고 강한 동작으로 나아갑니다. 다시 한번 강조하건데, 산후에 나온 배를 도로 집어넣으려고 성급한 마음으로 서둘러서는 안됩니다. 산후에 배근육이 약해져 생길 수 있는 복직근이개(腹直筋離個) 현상이 심해지면 탈장이나 파열을 일으킬 수도 있습니다. 그러니 천천히 그리고 꾸준하게 배와 근육을 강화시켜야 허리 사이즈도 줄이면서 건강을 지킬 수 있습니다.

둘, 자세를 할 때 자신의 몸에 무리라고 느껴지면 억지로 할 필요는 없습니다. 그럴 때엔 즉시 자세를 멈추고 심호흡을 몇 번해서 몸과 숨결과 마음을 안정시킨 뒤 책을 보며 내용대로 정확하게 하고 있는지를 확인하시기 바랍니다. 그런 뒤 다시 천천히 바르게 자세를 하세요. 특히 초보자는 자세를 계속 하지말고 건너뛰어서 다음 자세를 수련하거나 아예 휴식자세로 들어가세요.

임신 전부터나 임신 중에 요가수련의 경험이 있는 산모라면 이 책의 자세들을 대체로 따라할 수 있습니다. 그렇다 해도 출산 후에 처음 수련을 시작하면 몸이 제대로 말을 듣지 않아 내심 놀랄 수 있을 것입니다. 이전에 수련경험이 없는 산모는 사전에 주의사항을 충분히 읽고 자세를 할 때 너무 힘들거나 몸 어딘가가 많이 아프고 당기면 반드시 전문지도자와 상담하시기 바랍니다.

셋, 수련을 하다보면 그쳤던 오로가 다시 나오는 경우가 이따금 있는데, 이 때에는 하루 이틀 오로가 멈추기를 기다렸다가 다시 시작하시기 바랍니다. 이런 일시적인 출혈은 수련을 시작하면 체내의 신진대사와 혈액순환이 활발해지고 자궁이 자극되므로 남아있던 노폐물들이 빠져나가는 것이니 그리 걱정할 필요는 없어요. 그러나 산후에 오로가 그치지 않고 3~4주이상 계속되거나 악취가 나면 감염을 의

심할 수 있습니다.

넷, 산후요가는 기술을 습득하는 것에 중점을 두는 것이 아니라 몸이 자연스럽게 터득해나가는 휴식과 회복, 안전에 중점을 둡니다. 새 생명을 잉태하고 배 아파 낳고 그 다음 몸이 회복되는 일이 사람의 의지대로만 되는 것이 아니라 자연적으로 이루어지듯이 요가수련 또한 자연의 법칙이며 우주의 원리이지요. 요가는 또한 몸과 마음이 서로 분리되어 따로따로 노는 듯한 현대인의 신체와 정신과 영혼을 하나로 연결시키고 서로 조화를 이루며 발전시키기 위한 수련입니다.

그러므로 산후 몇 달 동안만을 위해서, 또는 불어난 몸무게를 빼기 위해서라는 식의 당장 눈앞에 닥친 작은 부분에 집착하지 말고 건강하고 지혜로운 자신의 삶을 위하여 편안하고 여유있는 마음으로 수련하시기 바랍니다.

다섯, 개인적인 차이는 있지만 아스위니 무드라(회음부 운동), 고른 호흡 이 두 가지는 대개 분만한지 1~2일째부터 매일 조금씩 하는 것이 좋습니다.

2 회음절개를 했을 때의 주의사항

회음절개술(Episiotomy)이란 자연분만을 할 때 아기 머리가 지나치게 크거나 회음부의 탄력성이 적어 그 부분이 찢어지는 열상(裂傷)을 미리 막고 방광이나 항

 참고 : 회음(perineum)

골반기관들을 지탱하는 주요 버팀대 역할을 하는 커다란 근육을 골반저(pelvic floor)라 합니다. 이 골반저의 한 부분인 회음부(會陰部)는 겉으로 드러나 보이는 허벅지 사이에 항문과 질이 있는 부분으로 여기에는 세 개의 통로와 구멍이 있습니다. 여성의 경우 항문으로 통하는 직장(直腸), 산도인 질(膣), 방광으로 통하는 요도(尿道)가 일직선상에 놓여있는데 이 부위는 커다란 근육으로 된 괄약근에 의해 열리고 닫힙니다.

회음체(perineal body)는 항문와 질 사이에 위치한 삼각형의 근육덩어리로 태아가 산도를 통과할 때 납작해지고 늘어납니다. 이 근육들은 골반저를 받쳐주며 분만시 가끔 손상을 입기도 합니다. 회음체가 손상되면 자궁의 위치가 변하거나 직장과 질 사이에 직장루가 생기기 쉽습니다.

문근육의 손상을 예방하기 위하여 회음부를 절개하는 것입니다.

현재 우리나라에서는 자연분만을 할 경우 산모의 뜻과는 무관하게 대부분 관행적으로 회음절개가 이루어집니다. 그런데 임신기간 동안 임산부요가를 수련한 경우에는 산도와 회음부의 수축력과 탄력성을 높이기 때문에 회음절개를 할 필요가 없을 수도 있습니다.

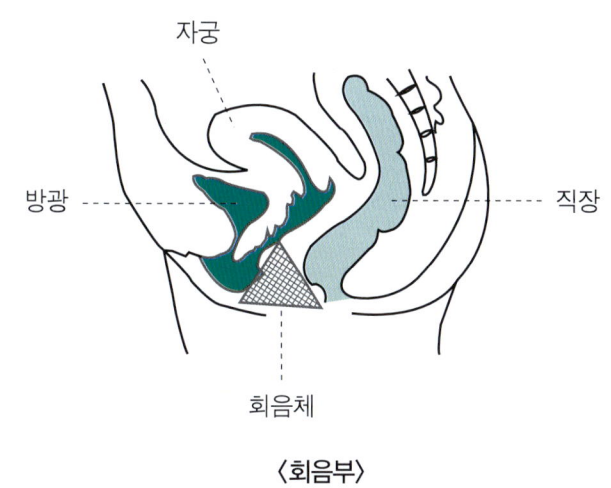

〈회음부〉

회음절개를 한 뒤 처음 며칠동안은 앉을 때 절개부위가 아파서 편안하게 앉기가 매우 불편합니다. 이때에는 비스듬히 기대어 앉지말고 **가능한 허리를 세워 똑바로 앉거나 똑바른 자세로 서면 통증을 줄일 수 있습니다.** 이 경우에도 적절한 시기에 회음부 운동을 시작하면 혈액순환이 좋아져 꿰맨 곳에 피가 괴는 것을 막고 상처의 치유에 도움이 됩니다.

다음과 같은 자세로 앉으면 한결 편안할 것입니다.

1 방석을 이용한 책상다리자세

책상다리, 또는 편안한 자세로 앉는다. 이 때 푹신한 방석을 준비하여 엉덩이가 절반정도만 걸쳐지도록 깔고 앉는다.

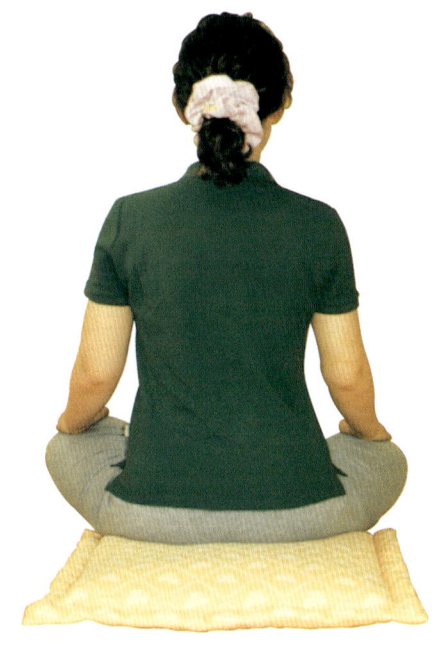

2 허리 뒤를 받쳐서 벽에 기대어 앉기

일반적으로 벽에 허리를 대고 똑바로 앉으면 벽과 허리 사이에 공간이 생긴다. 이 부분에 수건이나 길쭉한 쿠션을 대어 허리를 받치고 앉는다. 이렇게 하면 엉덩이와 골반으로 전달되는 무게를 덜 수 있다. 그래서 허리를 세우기가 훨씬 쉬울 뿐 아니라 회음부에 가해지는 압력도 줄어들어 통증을 줄일 수 있다. 2~3번 손을 위로 뻗어 늘린 다음, 두 손을 무릎 위에 편안하게 내려놓는다.

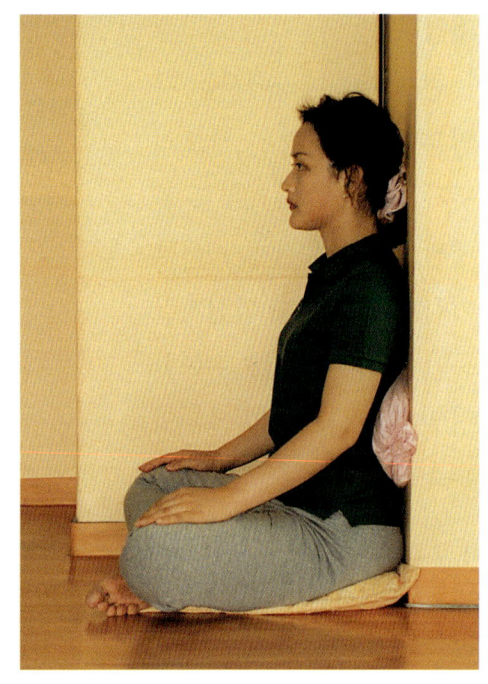

3 방석을 이용한 금강자세

무릎을 꿇고 앉아서 장딴지를 옆으로 완전히 빼낸다. 이렇게 하면 엉덩이가 바닥에 닿는데, 알맞은 두께의 방석이나 수건을 접어서 엉덩이 밑에 댄다. 깍지 한 두 손을 머리 위로 뻗어 늘인 다음, 두 손을 무릎 위에 편안하게 내린다.

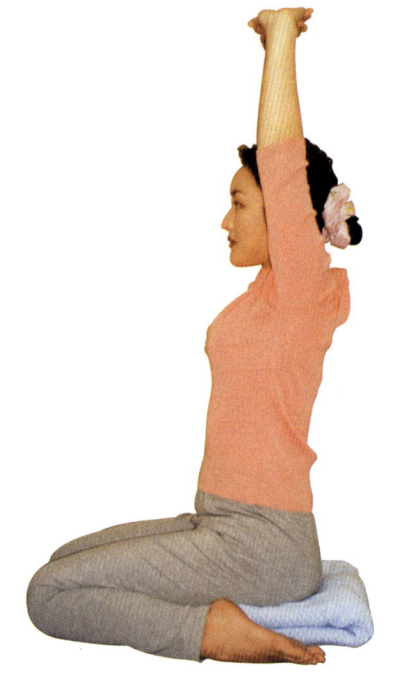

3 제왕절개술을 했을 때의 주의사항

분만 몇 개월전부터 요가를 수련했다면 비록 제왕절개술을 했다하더라도 신체의 각 기관이 마취로 인해 받는 충격을 줄일 수 있어 수술 후 회복이 빨라요. 수술 후에는 1주일 정도 절대안정해야 하며 회복의 전과정이 자연분만의 경우보다 더디므로 더욱 세심한 주의와 가족의 보살핌이 필요하지요.

산후요가를 수련하기 시작하는 시점도 자연분만에 비해 늦어질 수밖에 없는데 수술부위가 아무는 정도에 따라 분만 후 3주일 전후에 가장 기초적인 산후요가를 시작하세요. 이 때에는 반드시 전문가와 상담하시기 바랍니다.

많은 사람들이 잘못 생각하는 것이 하나 있는데, 수술로 분만한 산모는 회음부 운동이 필요없다는 것이에요. 분만의 형태가 어떠하든 상관없이 모든 임신과정에는 자궁이 늘어나고 커지므로 그로인해 회음부, 직장, 방광 등의 근육과 인대도 늘어나고 압박을 받지요. 그러므로 분만 후에는 반드시 이를 원상태로 회복시키려는 노력을 해야 합니다.

초기에 호흡수련과 함께 아스위니 무드라를 함께 하면 회음부에 운동이 되어 수술부위의 회복이 빨라져요. 이는 자연분만을 했을 때에 비해 수련시작의 시기가 늦어지는 것을 보완할 수 있어 좋아요. 상처가 완전히 아물 때까지 배를 압박하는 자세를 해서는 안되며 회복속도에 따라 2~3개월 후부터 산후수련을 시작할 수 있어요. 반드시 전문지도자와 상담 후 자신의 몸 상태에 맞추어 주별 산후요가 프로그램을 수련하시기 바랍니다.

6개월 후에는 정상적인 수련을 시작할 수 있는데, 특별부록편에 나오는 내용을 중점적으로 포함시켜 수련하면 더욱 좋아요.

4 유산했을 때의 주의사항

만약 불행히도 유산을 했다면 더욱 철저한 건강관리가 필요합니다. 유산 후에도 아기를 낳은 것과 똑같은 산후조리를 해야 하는데도 불구하고 대부분의 여성이 시간이 없어서, 여건이 나빠서, 또는 몰라서 몸조리를 제대로 못 하지요. 가능한 1주일 정도 절대안정하며 반드시 미역국을 먹으며 몸을 따뜻하게 해야 합니다.

출혈이 멎으면 자궁과 비뇨생식기를 튼튼하게 하는 수련을 시작하세요. 이 때에는 빠른 자궁의 재건, 기력회복, 이후의 유산방지를 위한 수련이 필요하지요. 특히 아스위니 무드라는 기력을 회복시키며 강력한 에너지를 불러일으키므로 반드시 수련해야 합니다.

여러 번 유산하거나 자연임신이 잘 안된다면 마음의 여유를 가지고 부부가 함께 자신과 서로를 되돌아볼 기회를 가지시기 바랍니다. 자연의 순리대로 임신이 되지 않는다는 것은 그만큼 내가 비자연적으로 살고 있으며 내 몸이 비자연적이라는 뜻이거든요.

이를 바꾸는 것은 정말 단순합니다. 바로 모든 일상생활을 자연적이며 규칙적인 흐름을 타도록 새 출발을 하는 것이랍니다. 그 길은 바르게 움직이고(요가자세), 바르게 숨쉬고(호흡법), 바르게 마음갖기(명상), 바르게 먹기(자연체질식)를 총체적으로 실천하는 것이지요. 이렇게 하여 몸과 마음을 모두 자연에 가깝게 만들면 그 다음 소원하는 바가 자연스레 일어날 것입니다. 옛말에 진인사대천명(盡人事待天命)이라 했듯이 말입니다.

유산한 직후에는 상처의 치유를 돕고 마음의 평정을 유지하는데 도움이 되는 자세를 하시기 바랍니다(특별부록편을 참고하시기 바랍니다). 약 3개월이 지나면 일반수련을 시작할 수 있는데 반드시 전문지도자와 상담 후 몸과 마음을 갈고 닦으시길 바랍니다.

📧 산후요가 체험기

아기 낳고 더 예뻐졌대요

김은주

임산부요가 시간. 큰선생님의 힘찬 구령이 흘러나온다. 평소에도 큰선생님께서는 다음과 같은 말씀을 자주 하시는데, 무언가 가슴에 와 닿는 것 같으면서도 조금은 막연하게 느껴졌다.

"요가를 하면서 내 몸의 아픈 곳에 의식을 집중하고 그 곳에 에너지를 보낸다고 생각하세요. 앞으로 십 년 이십 년 후에 크게 다가올 고통을 수련을 통해서 미리 체험함으로써 자기 몸의 카르마(karma)를 해소하는 겁니다."

그러나 출산을 경험하고 보니 그 말씀이 가슴 뭉클하게 현실적으로 다가온다. 출산을 앞둔 임산부에게 이 보다 더 반가운 희망의 메시지가 또 있을까? 그러기에 지금 이 시간에도 많은 임산부들이 무거운 몸이지만, 장차 세상에 나올 아기를 위해 또한 자신을 위해 즐거운 마음으로 수련을 하고 있을 것이다. 요가 베이비! 엄마의 정성과 노력으로 얻게 되는 우리 아기의 또 다른 이름이며 자랑스런 이름이다.

두 시간 반 남짓의 진통 끝에 우리 회윤이는 태어났다. 병원 신생아실에서 분유를 거의 먹지 않았다는 입맛 까다로운 우리 아기를 안고 나는 이틀만에 퇴원하였다. 임신 중에 수련한 것이 출산에서부터 시작하여 이렇게 계속 큰 차이를 나타낼 줄이야….

집에 와서 보니 아기는 젖병을 입 근처에 갖다대는 것조차 싫어하고 아직 돌지도 않은 엄마젖만 찾았다. 선생님께서는 요가 베이비라 그렇다고 하셨다.

이로써 임신과 출산에 이은 엄마가 되기 위한 3차 관문이 시작되었다. 무더운 여름날이었기 때문에 젖몸살의 고통도 심했고 회음절개 부위가 더디 아물어 앉아서 젖을 물리는 것이 크나큰 고통이었다. 게다가 아기는 세 시간마다 꼬박꼬박 젖을 찾으니 잠도 실컷 잘 수가 없었다 열 달 내내 입덧하면서 뱃속에서 길러주고 그야말로 젖 먹던 힘까지 다해서 낳아주었더니 이제는 엄마젖을 먹어야만 하겠다며 엄마를 몸살나게 하였다. 게다가 단잠까지 갉아먹으니 이만하면 원수도 이런 원수가 없을 듯한데, 그런 아기가 너무도 어여쁘고 경외감마저 들어 밤새 세 시간밖에 안되는 짧은 잠 꿈 속에서도 아기를 또 만났다.

실제로 삼복더위에 몸조리를 하면서 출산에 버금가는 고통을 그보다 훨씬 더 오랜 기간 참아내야 했고, 그 사이에 때때로 우울증도 찾아왔다. 하지만 잘 먹고 잘 자고 잘 싸며 건강하게 무럭무럭 자라나는 아기를 보면서 매일 매일 감사했고, 또 언제나 그와 같기를 소망하는 기도가 가슴 깊은 곳에서 저절로 우러나왔다. 이것이 바로 모성애로구나 싶어 나 스스로도 놀랐다. 그런 기나긴 고통의 터널을 빠져나오는 동안 어느새 강한 엄마가 되어가고 있는 내 모습을 발견하게 되었다. 그리고 소중한 우리 아기를 위해서 건강한 엄마가 되고 싶었다.

출산 후 일주일쯤 지나자 부기가 빠지고 몸도 가벼워지면서 입맛도 당기고 엄마가 되었다는 기쁨에 의욕이 생겨났다. 그러나 임신 7개월쯤 되어 보이는 몸매에는 변함이 없고 막상 자리에서 일어나면 몸이 말을 잘 안 들어 아직은 의욕만 앞서고 있다는 걸 발견하게 되었다. 그래서 산후조리에 더욱 신경을 쓰며 구체적인 수련계획을 세웠다. 먼저 친정어머니께서 정성껏 끓여주시는 미역국과 갖가지 보양식을 먹으며 기운을 차렸다. 특히 마디마디 벌어진 뼈가 제자리를 잡는데 도움이 된다는 홍화씨는 빠뜨리지 않고 챙겨 먹었다. 모유가 잘 나온다기에 호박과 꿀도 적당히 먹었는데, 덕분에 아가를 품에 안고 그 작고 귀여운 두 볼에 살이 통통하게 오르는 것을 바라보는 행복을 오래도록 맛보았다.

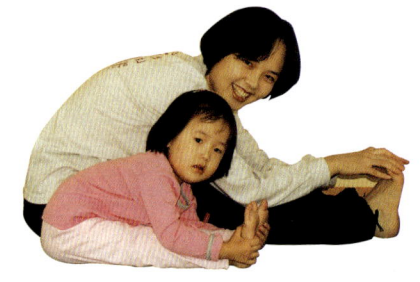

또 「쉬운 요가 편안한 임신」에 나오는 '출산 후의 주별 수련 프로그램'을 벽에 크게 써 붙여놓고 매일 꼬박꼬박 수련을 했다. 누워서도 틈나는 대로 선생님께서 말씀하시고 책에도 나온 대로 완전호흡과 회음부운동, 기지개켜기 등을 몸에 맞추어 반복했다. 이 책에는 임산부뿐만 아니라 모든 여성들에게 필요한 실질적인 지식과 지혜와 구체적인 수련방법들이 담겨있어 임신 중에도 소중하게 보았는데 아기를 낳고나서도 이렇게 고마울 수가 없었다.

1주, 2주, 3주…, 달력이 넘어가듯 나의 수련시간표가 한 장 한 장 넘어가면서 몸이 제자리를 잡아가는 것이 느껴졌다. 몸이 가벼워져 수련을 게을리하게 될 때면 붙어있던 시간표를 떼고, 다시 한번 또박또박 써서 붙여가며 정신을 다잡았다.

풍성하고 질 좋은 먹거리와 산후 수련 프로그램과 모유수유 덕분에 두 달만에 체중이 원래대로 돌아갔다. 별명이 '잠순이'였을 정도로 잠이 많았던 내가 하루 몇 시간씩의 쪽잠을 자면서도 아기를 돌볼 수 있을 만큼 오히려 체력이 더 좋아졌다. 게다가 아기를 안고 외출하면 아기 낳고 더 예뻐졌다는 말을 많이 들었다. 피부미인이라는 말이 있듯이, 몸조리 후에 피부가 전보다 좋아져서 더 예뻐 보였던 모양이다. 그 모든 게 아기와 요가가 내게 준 선물이었다.

이번에 산후요가 체험기를 쓰게 된 덕분에 나는 잠시 타임머신을 타고 과거를 여행하면서 첫 아기를 출산하던 당시의 감동과 환희에 다시 한번 젖어 보았다. 3년 남짓한 시간이 흐르는 동안, 품안에 쏘옥 들어오던 그 자그맣던 아기가 어느덧 성큼 자라서 뭐든 제 맘대로 하겠다고 떼를 쓰기도 하고 재잘재잘 노래도 곧잘 따라하는 귀여운 개구쟁이가 되었다. 회윤이는 평소에도 나의 요가동작들을 곧잘 따라해서 주위 어른들의 웃음을 자아내기도 한다. 요가 베이비가 자라고 나면 뭐라 불러줘야 할까? 우리 모두의 도반이 아닐까!

김은주님 • 고질적인 생리통을 해결하기 위해 대학시절부터 수련한 요가경력이 어느새 10년을 바라보고 있습니다. 지금은 남편의 든든한 후원 아래 자신과 아기의 건강은 물론 온가족의 건강을 밝혀가고 있습니다. 또한 요가를 통해 얻은 행복을 다른 많은 사람들과 나누고자 정성을 모으고 있습니다.

산후에 좋은 휴식과 이완자세

　근육과 신경을 짧은 시간에 제대로 이완할 수 있는 방법을 터득하면 잠깐의 휴식으로도 의외로 빨리 피로가 회복되고 곤두선 신경도 안정되어 무겁고 나른한 몸과 마음을 재충전할 수 있습니다.

　밤잠이 모자라서 머리가 띵하고 몸이 무거울 때, 몸이 노곤하고 피로가 몰려올 때 다음 자세들을 하시기 바랍니다. 하루 중 어느 때라도 할 수 있으면 가능한 여러 번, 잠시라도 좋으니 다음 자세들을 해 보세요.

　완전히 모유만 먹이는 산모의 경우 첫 한 달에는 여기에 소개한 휴식과 이완자세, 그리고 아스위니 무드라만 수련합니다.

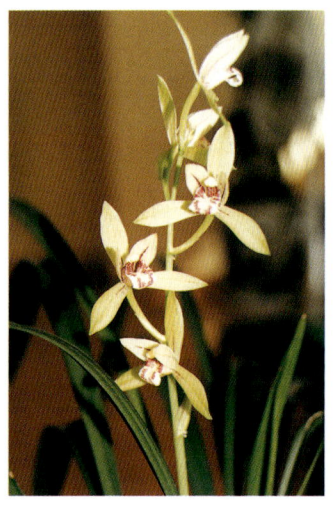

완전휴식 자세 I 1

이 자세는 죽은 듯이 누워 온몸의 힘을 빼고 있는 것을 말한다. 마치 스폰지가 물을 빨아들이듯이 몸이 모든 지시사항을 받아들여 완전히 이완되는 상태이다. 이 자세를 통하여 신경과 근육을 조절하는 방법을 익힐 수 있고 효과 또한 다양하여 재활의학, 물리치료, 신경정신과, 예방의학분야 등의 많은 의료인들로부터 각광받고 있다. 근육의 긴장을 푸는 능력은 능동적으로 근육을 긴장시키는 것만큼이나 집중력을 요한다. 하루에도 여러 번 틈나는 대로 이 자세를 하여 충분한 휴식을 취한다.

방법 ①

1. 머리, 목, 등이 일직선을 이루도록 반듯하게 등을 대고 누워 두 무릎을 구부린다. 이 때 두 발을 어깨넓이로 벌리고, 불편하게 느껴지면 무릎 밑에 커다란 쿠션이나 방석을 여러 개 포개어 받친다. 두 눈을 살며시 감는다.
2. 두 팔을 몸 옆에서 한두 뼘 간격을 두고 손등을 바닥에 댄다. 손가락의 힘을 자연스럽게 뺀다. 왼손으로 주먹을 꽉 쥐어 팔 전체에 힘을 주었다가 숨을 내쉬면서 갑자기 힘을 뺀다. 오른손으로도 한다. 두 손을 그대로 두거나 배 위에 살며시 포개어 둔다.
3. 왼발가락을 바닥에서 떼어 천천히 뒤꿈치를 늘리며 다리 전체에 힘을 주다가 숨을 내쉬면서 갑자기 힘을 뺀다. 오른발로도 한다.
4. 왼쪽 어깨를 여러 번 들썩여서 어깨와 등 윗부분의 긴장을 푼다. 오른쪽 어깨도 한다.
5. 엉덩이에 힘을 줘서 조였다가 숨을 내쉬면서 힘을 뺀다.
6. 머리를 좌우로 천천히 흔들다가 자연스럽게 가운데로 돌아온다. 눈을 꼭 감으며 코를 중심으로 얼굴 전체를 꽉 찡그렸다가 갑자기 힘을 뺀다. 이제 온몸 구석구

석의 긴장이 다 풀어진다.

7. 자신의 호흡에 의식을 집중한다. 처음 너댓 번은 배를 크게 부풀려 나왔다가 푹 꺼지도록 심호흡을 하고 호흡이 안정되면 자연스럽게 숨쉰다.

   숨을 마실 때마다 세포 하나하나가 살아 숨쉬며 되살아나고 치유되고 회복된다고 생각한다. 자신과 아기를 위한 새로운 생명력과 에너지, 빛, 밝음, 맑음, 따뜻함, 선(善)함, 균형감이 생겨난다고 생각한다. 숨을 내쉴 때마다 누적된 피로와 노폐물과 부정적인 감정과 어두운 기운이 빠져나간다고 생각한다.

   더 천천히 깊고 부드럽게 숨쉰다. 평온함과 고요함이 온몸을 감싸는 것을 느낀다.

⊕ 효과

- 혈압을 정상적으로 조절할 뿐 아니라 산모에게 꼭 필요한 내적인 균형감, 자연치유력, 세포의 회복력, 생명력을 높인다.
- 한낮에 이 자세를 하면 몸과 마음을 이완시켜 짧은 시간 안에 에너지가 재충전된다.
- 저녁이나 밤에 이 자세를 하면 신경과 근육을 편안하게 이완시키고 피로를 없애므로 잠을 푹 잘 수 있다.

⚠ 주의

- 일반인들은 이 자세에서 의식이 깨어있는 것이 중요하다. 몸은 자듯이 죽은 듯이 멈춰있으나 온몸에 정신을 집중시켜 몸 세포 하나하나의 느낌을 따라가며 살아있는 의식을 만드는 것이 이 자세의 목적 가운데 하나이기 때문이다. 그러나 분만 후에는 수면부족에 시달리므로 이 자세를 하면서 그대로 잠들어도 괜찮다.
- 아기를 배 위에 뉘어서 함께 할 수 있다. 그러면 아기의 무게가 배를 자연스럽게 압박하여 배의 근육이 수축되는 것을 돕고 허리와 골반을 조절하는 효과를 갖는다. 아기는 엄마의 숨결과 체온을 느끼며 편안해 한다.

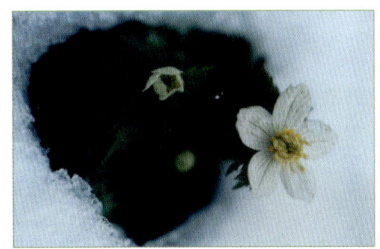
모데미풀

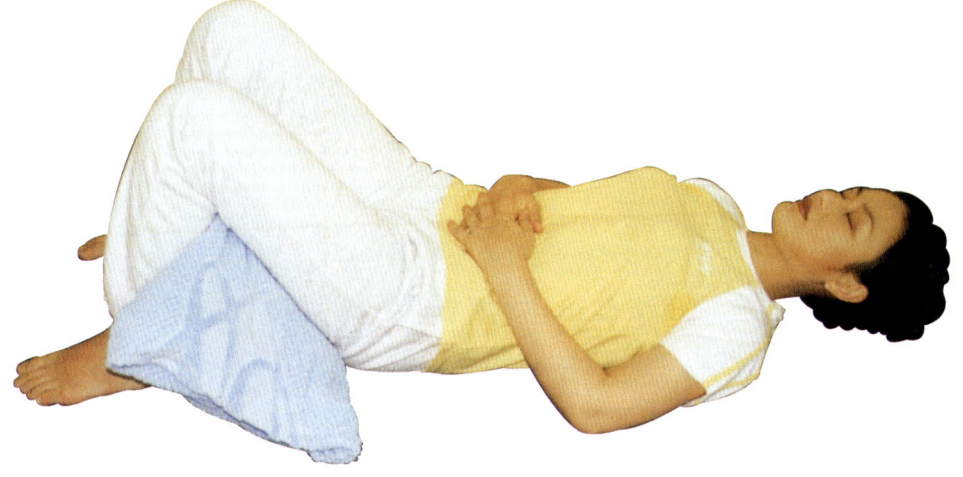

Ⅱ. 산후에 좋은 휴식과 이완자세

105

2 완전휴식 자세 II

스트레스가 심하고 몸이 굳어있는 초보자들은 자연스럽게 긴장을 풀고 몸을 이완시키는 것이 잘 되지않는다. 그래서 완전휴식자세 I 에 어느 정도 숙달되면 이 방법으로 한다.

방법 *Method*

1. 머리, 목, 등이 일직선을 이루도록 반듯하게 등을 대고 누워 두 눈을 살며시 감는다.
2. 두 팔을 몸 옆에서 한두 뼘 간격을 두고 손등이 바닥에 닿도록 둔다. 손가락의 힘을 자연스럽게 뺀다.
3. 다리를 쭉 뻗어서 두 발을 어깨넓이로 벌린다. 복숭아뼈가 바닥쪽을 향하도록 하여 힘을 뺀다. 이렇게 하면 몸이 좌우로 대칭이 된다. 특히 턱과 혀, 목구멍과 눈꺼풀의 긴장을 푼다.
4. 고르게 숨쉬며 머리에서부터 발끝으로 의식이 따라가면서 신체의 각 부분 또는 긴장을 풀고 이완시켜야 하는 곳에 인내심을 가지고 의식을 집중한다. 숨을 마실 때마다 강한 생명력이 몸속으로 들어온다고 느끼고 내쉴 때 마다 피로와 긴장과 스트레스와 잡념이 나간다고 생각한다.

효과 *Effect*

- 혈압을 정상적으로 조절할 뿐 아니라 산모에게 꼭 필요한 내적인 균형감, 자연치유력, 세포의 회복력, 생명력을 높인다.
- 한낮에 이 자세를 하면 몸과 마음을 이완시켜 짧은 시간 안에 에너지가 재충전된다.

- 저녁이나 밤에 이 자세를 하면 신경과 근육을 편안하게 이완시키고 피로를 없애므로 잠을 푹 잘 수 있다.

Caution 주의 ⚠

- 겨울철이나 몸이 서늘하게 느껴지면 가벼운 담요나 이불로 몸을 덮어 보온한다.

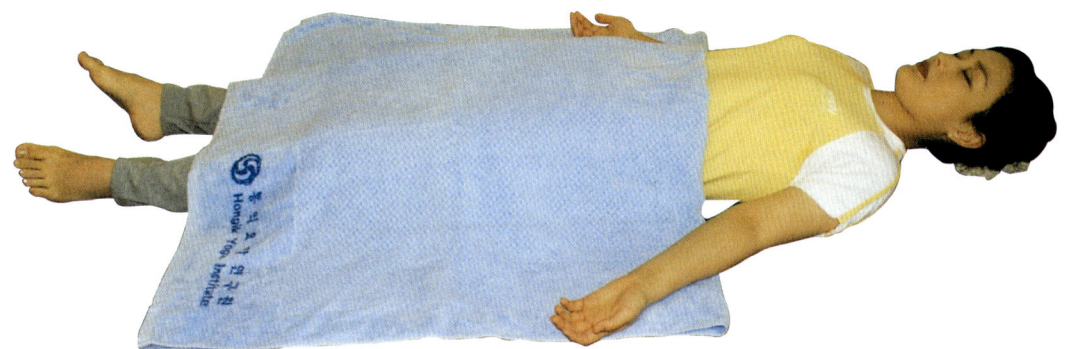

3 엎드린 휴식자세 I

임신 중에는 엎드리기가 힘들다. 그래서 엎드린 자세를 하는 것은 그동안 몸이 누리지 못했던 자유와 권리를 되찾는 의미도 있다.

방법

1. 푹신푹신한 베개나 쿠션을 배 밑에 대고 엎드려 눕는다. 이 때 두 발을 어깨넓이로 편안하게 벌린다. 두 발끝이 안쪽을 향하게 한다.
2. 포갠 두 손을 베개삼아 왼볼을 손등에 얹는다. 호흡의 흐름에 집중하여 숨을 마시고 내쉴 때마다 배가 어떻게 움직이는지를 느낀다. 오른볼을 손등에 대고 같은 시간만큼 있는다.

효과

- 완전휴식자세의 효과를 대부분 가지며 특히 누워있는 것만으로도 산후에 나온 배가 들어가도록 하는 장점이 있다.

주의

- 제왕절개수술을 했을 때에는 삼칠일이 지난 후에 시작한다.

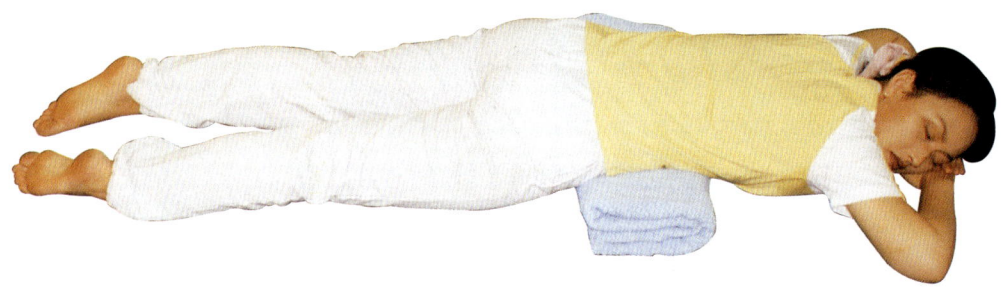

엎드린 휴식자세 II 4

엎드렸을 때 젖가슴이 아픈 산모에겐 더욱 좋다.

방법

1. 준비한 큼지막한 쿠션 위에 엎드려 눕는데, 얼굴에서 가슴 전체가 받쳐지도록 하고 머리가 가슴보다 더 높이 올라가도록 한다.
2. 한쪽 볼을 베개에 대고 두 팔은 손등이 바닥에 닿도록 몸 옆으로 자연스럽게 내리거나 팔꿈치를 편안하게 구부려 손이 가슴쯤에 오도록 둔다.
3. 조용히 눈을 감고 네다섯 번 심호흡을 한 다음 고르게 숨쉬며 긴장을 푼다.

효과

- 늘 몸을 앞으로 숙임으로 인해 생기는 가슴, 어깨, 등 윗부분의 긴장과 뻐근함을 풀어준다.
- 등의 윗부분인 두 견갑골(肩胛骨) 사이를 펴주어 숨쉬기가 편안해진다.

주의

- 제왕절개술을 했을 때에는 삼칠일이 지난 후에 시작한다.

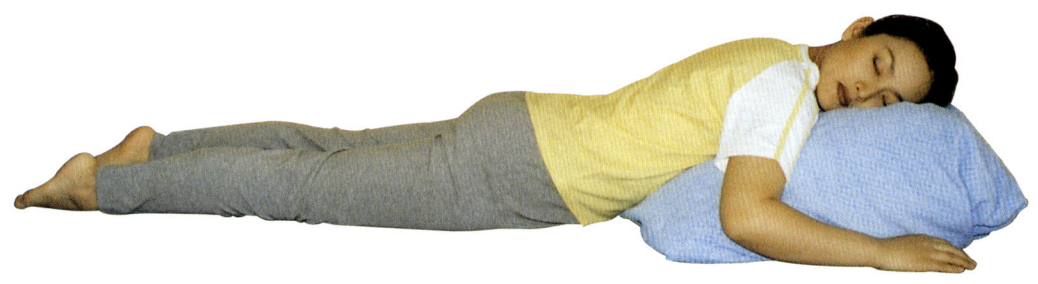

5 다리를 벽에 올린 휴식자세

다리를 심장보다 높이 올림으로써 혈액순환을 도와 휴식하는 동안 특히 하체의 살과 부기를 뺄 수 있다.

⊖ 방법 Method

1. 몸통과 엉덩이의 왼쪽 옆면과 왼쪽 다리의 바깥쪽이 벽에 닿도록 바짝 다가가 두 다리를 앞으로 뻗어서 앉는다.
2. 몸 전체를 왼쪽으로 돌려 왼손으로 바닥을 짚고 천천히 등을 바닥에 대고 눕는다. 엉덩이가 벽과 바닥의 모서리에 거의 닿게 하고 두 발을 바닥에서 수직으로 올려 벽에 발뒤꿈치를 댄다. 이때 두 발을 서로 모아야 한다.
3. 머리와 목과 몸통이 일직선을 이루도록 하고, 가슴을 펴서 상체의 힘을 뺀다. 숨을 마신 다음 내쉬면서 뒤꿈치를 늘렸다 풀었다를 여러 번 되풀이한다. 그 다음에 힘을 빼고 자연스럽게 두 발을 모은 채로 휴식한다.
4. 아기를 배 위에 뉘어서 함께 할 수도 있다.
5. 다리를 오른쪽으로 내리면 몸이 자연스럽게 오른쪽으로 돌아누운 모양이 된다. 눈을 감고 잠시 휴식한 다음, 기운이 안정되면 일어난다.

⊕ 효과 Effect

- 혈액순환을 도와 회복이 빨라진다.
- 자주 누워있어서 생기는 발과 다리의 부기를 없앤다.
- 허리의 피로와 통증을 없애고 허리와 배의 근육을 임신 이전의 상태로 되돌린다.
- 어깨, 가슴, 등 윗부분이 뻐근하고 잘 뭉칠 때 이 자세로 쉬면 아주 편안해진다.
- 폐를 확장시켜 숨쉬기가 편안해진다.

Caution 주의 ⚠

- 오로가 멎은 뒤에 시작해야 하며 하다가 발이 저리면 다리를 내리고 휴식한다.

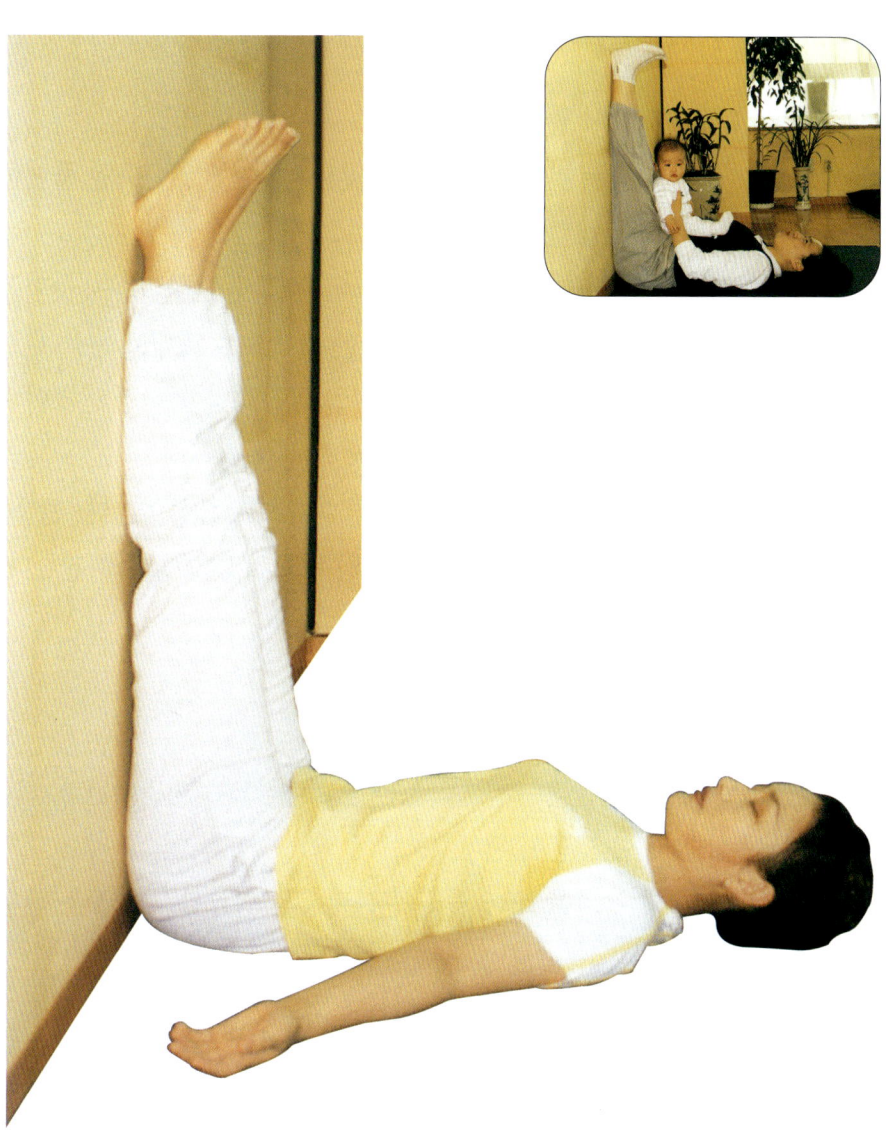

6 누운 사자 자세

원래 이 자세는 앉아서 하는 자세인데 누워서 할 수 있도록 응용한 것이다.

⊙ 방법

1. 완전휴식자세 I 이나 II에서 할 수 있다.
2. 두 손바닥을 이용하여 얼굴 전체를 누르듯이 맛사지하여 얼굴근육을 풀어준다. 이때 침을 여러 번 만들어 삼킨다.
3. 두 손을 볼에 대고서 숨을 크게 들이마신 다음 입을 크게 벌려 토해내듯이 빠른 속도로 숨을 한꺼번에 내쉰다. 이때 혀를 최대한 턱쪽으로 빼내고 눈을 위로 치켜뜬다. 이 모든 것이 동시에 이루어져야 한다. 얼굴근육와 목구멍 근육이 팽팽해지는 것을 느낀다.
4. 숨을 완전히 내쉴 때까지 그대로 있다가 천천히 처음으로 되돌아온다. 편안하게 숨쉬면서 눈을 감고서 얼굴근육을 비롯한 몸 전체의 긴장을 풀고 이완한다. 그대로 휴식한다.

⊕ 효과

- 간단한 동작으로 기분전환을 할 수 있고 온몸을 효과적으로 이완시킨다. 그래서 감정의 기복이 심할 때 큰 도움이 된다.
- 산후에 잘 붓는 얼굴의 부기를 빼어 얼굴의 탄력성을 되살리고 얼굴을 작게 만든다.
- 골반저 근육을 부드럽게 이완시키며 자궁퇴축을 돕는다.
- 뇌하수체를 자극하여 호르몬 분비의 조화를 맞춘다.
- 음성이 좋아지며 목이 쉬었을 때도 아주 좋다.

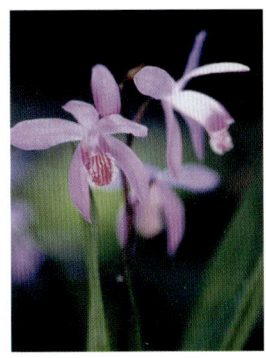
자란

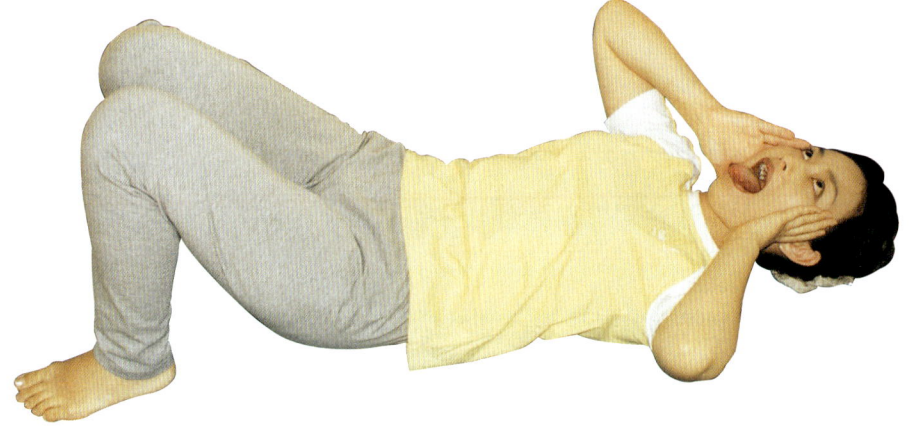

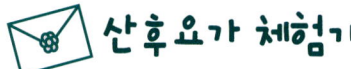 산후요가 체험기

미국 의사도 놀란 요가 베이비 출산기

박준좌

미국 시각으로 9월 20일 출산 예정일 새벽이다.

새벽2:30 – 방광이 가득 찬 느낌에 잠이 깼다. 이슬이 비친다. 누군가가 이슬이 비치고 하루를 진통했다는 말을 떠올리며 다시 침대에 들어가 잠을 청한다.

새벽 3:00 – 진통인 듯한 통증에 다시 눈을 뜬다. 병원에 전화하니 양수가 샜는지 확인해야 한다고 일단 와보라고 한다. 서울에 있는 언니에게 전화했더니, 이슬이 나온 뒤에 아기를 금방 낳을 수도 있으니 빨리 병원에 가보라고 한다.

새벽 3:30 – 남편을 깨워서 미역국을 끓이게 하고 병원에 가자고 했다. 자는 큰 아이를 깨워서 옷을 입힌다. 그 사이 진통은 계속 커진다. 서울 요가연구원의 선생님께 전화를 드리니 호흡과 만트라를 하라고 이르신다. 진통이 올 때 호흡을 하니 그 순간에 신기하게도 진통이 싹 물러난 듯하다. 진통이 오래 걸릴 지도 몰라서 서울서 보내주신 자연생식(自然生食)을 먹었다.

새벽 4:00 – 달리는 차안에서 진통간격이 계속 빨라진다. 진통이 올 때마다 옴 만트라를 하니 진통이 온 걸까 하는 생각이 들 정도로 진통이 안 느껴진다.

새벽 5:00 – 병원에 도착해서 일단 검사실로 간다. 태아 상태를 확인하고 이것 저것 문진을 하고 산도가 감염되었는지 검사한다. 진통주기가 계속 빨라진다. 얼른 분만실로 옮기자고 한다.

새벽 5:30 – 분만실로 걸어 들어가는데 진통이 올 때마다 허리를 문질러주던 간호사가 레지던트에게 '진통을 아주 잘 견디네요' 하는 소리가 들린다. 분만실 침대에 누우니, 호출을 받은 내 담당의사가 들어온다. 의사가 들어올 때, 아이가 밀어내기를 시작한다. 내가 아이가 밀어내기를 한다고 했더니 잠시 기다리란다. 산도감염검사가 덜 끝났다면서 다음 번 진통에 힘주기를 하잔다.

별 이상이 없다며 힘주기를 시작하잔다. 첫 번째 힘주기. 회음부 절개를 안 한 상태에서 힘을 주니 나도 모르게 힘을 덜 준다. 아이 머리가 나온다.

새벽 5:55 – 두 번째 힘주기.
"어깨가 아직 나오지 않았네."
라고 말하는 의사의 목소리가 들리고 나는 '아이가 나오면서 힘들텐데 이러면 안 되지' 하면서 힘을 준다. 아이가 나왔다. 내 둘째 아이가 세상에 나온 것이다. 의사는 정말로 빨리 쉽게 아이를 낳았다며 내게 말을 건넨다. 내가 요가를 했다고 말했더니 그게 핵심일 거라고 말한다.

이렇게 내 둘째 아들 지원이는 형아 석원이와 아빠가 지켜보는 가운데 힘찬 울음소리와 함께 세상에 나왔다. 간호사가 씻겨서 아빠한테 안겨줄 때부터 눈을 크게 뜨고 있었고, 몸무게랑 키를 재기 위해서 신생아실로 옮기기 전 30분 동안도 계속 눈을 뜨고 있었다.

모든 처리가 끝나고 의사가 떠나면서 내게 농담을 던진다.
"내가 도착하고 20분 만에 끝냈어요. 집에 빨리 보내줘서 고마워요. 다시 들어가서 자다가 나와도 되겠어요."

병실로 옮기고 나니, 간호사가 얼음이 가득 들어있는 찬물을 갖다 준다. 미국사람들이란 참…. 따뜻한 물로 갖다달라고 말하고 방에 켜져 있던 에어컨도 끈다.

이 순간 모든 게 감사하다. 잘 준비해서 쉽게 나온 내 아기에게도, 요가연구원의 큰선생님을 비롯한 모든 식구들에게도, 그리고 우리를 지켜준 보이지 않는 어떤 힘에게도.

두 번째 출산은 내게 호흡의 힘을 알게 해주었다. 임신기간에도 호흡이 가장 많이 하고 싶었고 호흡을 하면 기운이 많이 맑아짐을 느꼈다. 첫 번째 출산은 내게 자연생식과 마그네틱 테입의 느낌을 알게 해주었었는데. 임신 전엔 선생님들의 지지리 말씀을 안 듣고, 생식도 대충대충, 마그네틱 테입도 대충대충 했었는데. 첫 아이를 임신하고 나서 생식을 규칙적으로 먹게 되고, 마그네틱 테입도 편안하게 받아들여졌었다.

두 번째 임신기간에는 생식을 꾸준히, 마그네틱 테입은 매일, 수련은 시간이 나는 대로 틈틈이 했다. 호흡하는 시간을 길게 곁들여서. 첫 번째 출산보다는 두 번째 출산이 더 쉬웠다. 두 번째 출산을 하면서 무통에 가까운 분만을 경험한 것 같다. 남편에게 '세 번째로 출산을 하게 되면 호흡으로 다스려서 완벽한 무통분만을 할 것 같아' 라며 농담을 건넸다. 내게는 임신과 출산이 새로운 것을 많이 느끼게 해주는 아주 즐거운 경험이지만 이제는 이쯤에서 참기로 했다. 아이를 낳는 것도 중요하지만 기르는 것도 중요하니까.

나는 요가원에서 몇 안 되는 지진아일 거다. 요가연구원과의 인연이 거의 요가원의 역사와 맞먹는데도 난 많이 무지하다. 지금도 끊임없이 이메일과 전화로 사소한 질문을 해대며 선생님들을 귀찮게 한다. 항상 정성으로 나의 무지를 깨우쳐 주시는 선생님들께 감사 이상의 말이 있다면 그 말로 마음을 전하고 싶다. 홍익요가연구원 없는 나의 타국생활은 상상할 수 없다.

선생님들 사랑합니다. 그리고 보고 싶어요.

박준좌님 • 현재 미국 덴버에서 유학중입니다. 서른이 넘어 낳은 첫째 석원이를 안고 미국 땅으로 가서 지금은 두 아이의 엄마가 되었습니다. 국제전화로, 메일로 열심히 질문하며 자연적인 방법으로 아이를 키우며 가족의 건강을 지키려고 애쓰고 있지요.

산후의 바르게 움직이기 : 요가자세

1 삼칠일동안의 산후요가

이 기간에는 많은 것을 하려고 지나치게 의욕을 낼 필요가 없어요. 부족한 잠을 보충할 수 있는 휴식을 위주로 수련하며 몸이 어떤 상태인지 느끼는 것에 중점을 두시기 바랍니다. 그런 연습이 잘 되면 머리도 맑아지고 의식이 투명해져서 생명에너지가 정화됩니다.

일상생활에서 주의할 점은 보고 듣고 맛보고 냄새맡고 피부로 느끼는 다섯 가지 감각(五感)을 지나치게 자극해서는 안됩니다. 예를 들어 글씨가 작은 책이나 신문을 읽는 것, 이를 상하게 하는 딱딱한 음식이나 찬 음식을 먹는 것, 큰 소리의 음악을 듣는 것, 지나치게 말을 많이 하는 것을 피하세요. 그렇지 않으면 눈이 쉬 피로해져서 자칫하면 시력이 나빠지고 이와 잇몸을 상할 염려가 크지요. 산후에는 평소와 몸이 다르다는 점을 꼭 기억하세요. 허나 일정한 기간이 지나면 회복되니 너무 위축될 필요가 없어요.

또한 기쁘고 화나고 슬프고 즐겁고 놀라고 걱정하는 등의 우리가 갖는 오욕칠정(五慾七情)의 변동없이 편안하고 안정적인 기분을 유지하도록 산모와 가족 모두 마음을 써야 해요. 갓태어난 아기를 부드럽고 편안하고 점진적으로 세상에 적응시키듯이 산모에게도 그런 보살핌이 필요합니다.

이 기간에는 산후요가를 수련하기 위하여 특별히 옷을 준비할 필요가 없습니다. 지금 입고 누워있는 편안하고 헐렁한 옷 그대로 수련하면 됩니다. 만약 책을 보며 수련하다가 눈이 침침하고 시리거나 눈물이 나면 책을 덮고 눈을 감고 쉬어야 합니다. 그럴 때에는 남편이나 가족의 한 사람이 옆에서 자세를 읽어주며 동작을 가르쳐 줄 수 있습니다. 이렇게 하면 서로를 더 잘 이해할 수 있게 되어 더욱 행복한 시간을 만들 수 있지요.

 본수련을 시작하기 전에 다음의 사항을 점검해 보시기 바랍니다.

- ■ 수련시간 : 하루에 2번씩 아침과 저녁에 수련하세요. 처음에는 5~10분에서 시작하여 점점 시간을 늘려 세 이레가 될 때에는 한번에 10~20분 동안 수련합니다.
- ■ 자세의 난이도 : 앞 번호일수록 난이도가 낮은 자세이니 앞선 번호의 쉬운 자세에 완전히 숙달되면 진도를 나갑니다.
- ■ 장소 : 바닥이 차거나 미끄럽지 않고 조용한 곳에서 수련하면 좋습니다. 수련용 매트나 미끄럽지 않은 요나 담요를 깔고 수련하면 허리와 등을 보호할 수 있습니다.
- ■ 식사 : 식사를 했을 때에는 3시간 정도 지난 뒤에 수련하는 것이 좋습니다.
- ■ 악세서리 : 목걸이, 시계, 반지 등의 악세서리를 풀고 하는 것이 좋습니다.

아스위니 무드라 : 회음부운동 1

　소변을 보다가 중간에 의식적으로 멈추면 생식기를 포함한 주변의 근육이 팽팽해짐을 느낄 수 있다. 이렇게 하면 아주 손쉽게 아스위니 무드라를 하는 것이다. 이 방법은 간단하면서도 골반저와 회음부에 강력한 운동이 된다. 회음부의 세 구멍인 요도, 질, 항문을 자유자재로 따로 조이고 푸는 조절력을 키우는 것이 이 운동의 핵심이다.

방법

1. 편안한 자세로 눕거나 앉거나 서서도 할 수 있다. 얼굴근육의 긴장을 풀고 몇 번 천천히 깊고 고르게 숨을 쉰다.
2. 천천히 숨을 내쉬면서 2~5초 동안 항문에 힘을 줘서 조인다.
3. 숨을 마시면서 항문의 긴장을 푼다. 고르게 숨쉬며 몸을 이완한다. 항문을 수축시면 요도와 질도 운동효과를 본다.
4. 같은 방법으로 질근육과 요도를 차례로 조였다 푼다. 각각에 의식을 집중한다.
5. 마지막으로 숨을 내쉬면서 항문, 질, 요도의 세 곳을 모두 조여 골반저와 회음부 전체를 수축시킨다. 숨을 다 내쉴 때까지 계속 조인다. 숨을 마시면서 천천히 근육을 풀고 고르게 숨쉬며 몸을 이완한다.

효과

- 요가수련을 통해 생긴 생명 에너지를 저장하고 운행하는 능력을 키워준다.
- 자연분만과 무통분만뿐 아니라, 산후 여성들의 최대관심인 자궁퇴축과 질의 수축력을 회복시키는데 크게 이바지한다.
- 나이가 들어서 흔히 생기는 생식기를 포함한 골반기관 전체의 무력증, 탈수현상

을 예방하며 변비, 치질, 요실금 등에 좋은 효과가 있다. 그래서 이 운동을 꾸준히 하면 자기 자신에 대한 통제력과 집중력을 길러 건강과 젊음을 동시에 유지할 수 있다.

⚠ 주의

- 수련 전에 미리 대소변을 보는 것이 좋으며 이 운동을 할 때에 얼굴이 굳어지지 않도록 주의한다.
- 상당히 강한 운동이므로 한번에 많이 하지 말고 하루에 두세 번 또는 조금씩 자주 하는 편이 낫다.

 참고 : 무드라(mudra)

봉인(封印), 봉합(封合)이라는 뜻으로 몸의 구멍이나 틈새를 닫고 막는 자세나 손가락으로 만드는 특수한 손모양(印)을 뜻합니다. 무드라는 요가자세와 호흡법을 수련하여 생긴 에너지(기)를 모으고 저장하여 몸의 필요한 곳에 보내기 위한 방법으로 쿤달리니를 각성시키는 강력한 수련법입니다.

두 손을 위로 뻗어 늘리기 2

Method 방법

1. 완전휴식자세 Ⅰ이나 Ⅱ를 한다. 두 팔을 머리 위로 뻗어올린다.
2. 천천히 숨을 내쉬면서 손끝에서 엉덩이까지 기지개를 켜듯이 몸을 쭉 늘인다. 이때 가능한 허리를 바닥에 댄다. 호흡에 맞춰서 몇 번 되풀이한다.
3. 팔을 내리고 온몸의 긴장을 푼다.

Effect 효과

- 척추의 배열을 다시 잡아 산후요통을 줄이는 것은 물론 몸매를 되살릴 수 있다.
- 어깨의 긴장과 뻐근함을 없앤다.
- 젖가슴이 처지는 것을 막고 탄력성을 높인다.

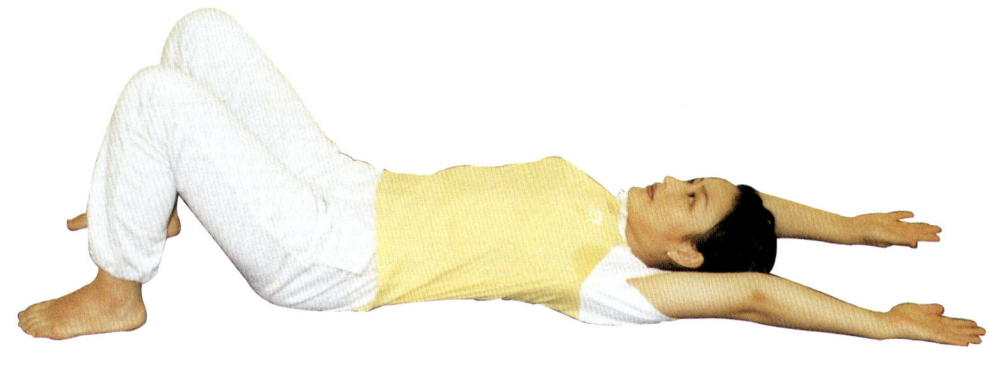

3 어깨와 팔 운동

⊖ 방법

1. 완전휴식자세 I 로 눕는다. 두 팔을 어깨높이로 올려 옆으로 뻗는다. 이 때 손등을 바닥에 댄다.
2. 숨을 마시면서 천천히 두 팔을 천장을 향해 올려 손바닥을 마주 보게 한다. 숨을 내쉬면서 손을 위로 뻗는다.
3. 숨을 마시면서 천천히 팔을 옆으로 내린다. 2와 3을 여러 번 되풀이한다.
4. 이번에는 손등을 서로 마주 보게 하는 방법으로 한다.

⊕ 효과

- 아기를 안거나 젖을 먹일 때 필요한 팔과 어깨의 힘을 기를 뿐 아니라 젖가슴의 탄력성을 기른다.
- 젖이 잘 나오게 돕는다.
- 혈액순환을 도와 산모의 몸을 따뜻하게 만든다.

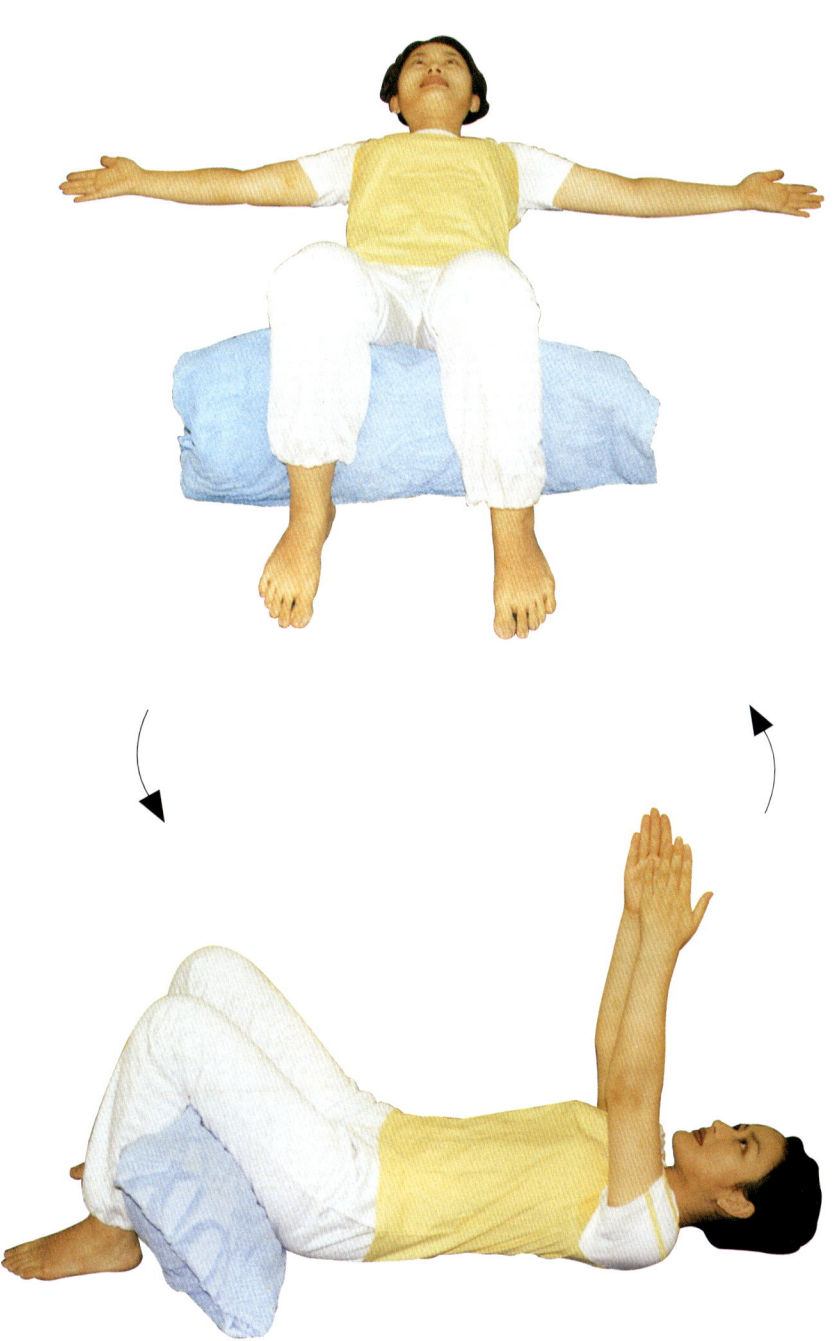

Ⅲ. 산후에 바르게 움직이기 : 요가자세

4 발목운동

➡ 방법

1. 완전휴식자세Ⅱ로 눕는다. 가능하면 두 손을 깍지껴서 머리 밑에 댄다.
2. 두 발을 모으고 숨을 마시면서 천천히 발뒤꿈치를 늘리고 내쉬면서 발등을 늘인다. 5~10번 되풀이한다.
3. 이번에는 두 발을 모아 발목만 왼쪽으로 천천히 돌린다. 5~10번 되풀이한 뒤 오른쪽으로도 같은 횟수만큼 한다. 잘 되면 점점 횟수를 늘린다.

⊕ 효과

- 다리와 발의 부기를 빼며 발목의 힘을 길러준다.
- 수기(水氣)의 에너지 소통을 원활하게 하여 자궁퇴축을 비롯하여 생식기와 비뇨기의 회복을 촉진시킨다.

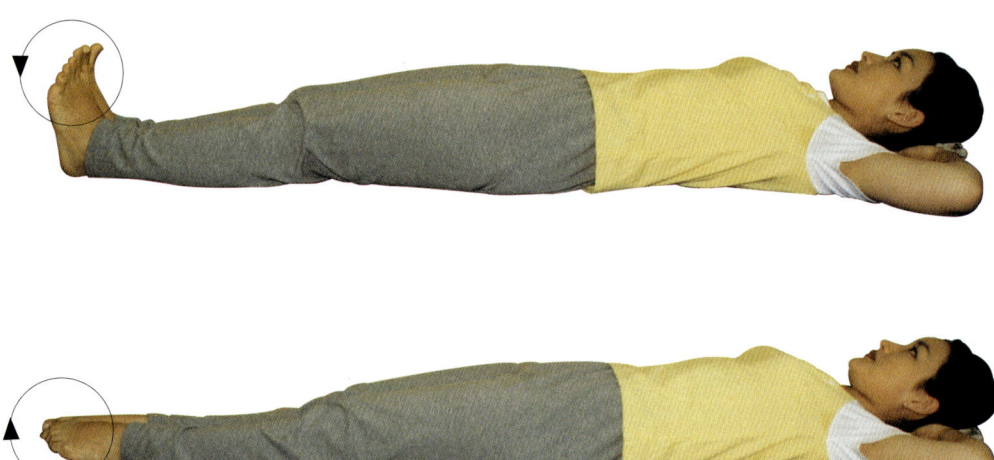

모관(毛管)운동 5

모세혈관운동의 준말로서 일반적인 운동원리와 달리 에너지의 파장과 운동을 몸의 말단부위에서부터 중심으로 퍼뜨려가는 방식이다.

Method 방법 ㊀

1. 완전휴식자세Ⅰ이나 Ⅱ로 등을 대고 눕는다.
2. 두 팔을 천장을 향해 수직으로 올린다. 팔꿈치를 자연스럽게 편 채로 손가락 끝에서부터 덜덜덜 떨면서 어깨와 가슴으로 그 진동이 퍼지도록 한다. 의식을 집중하여 손가락과 팔의 세포들 사이에 끼어있는 노폐물과 독소를 털어낸다고 생각한다.
3. 숨을 내쉬면서 두 팔을 동시에 바닥으로 살짝 내린다. 이때 손등이 바닥에 닿도록 한다.
4. 3주가 되면 몸의 상태에 따라 두 팔과 두 다리를 동시에 천장을 향해 들어올린다. 같은 방법으로 온몸에 진동이 전달될 때까지 사지를 털다가 살짝 바닥에 내린다. 이때 허리와 엉덩이에 충격이 가지 않게 조심한다.
5. 심호흡을 몇 번하면서 온몸의 독소가 빠져나가고 에너지가 퍼져나가는 느낌을 느낀다.

⊕ 효과

- 혈액순환과 신진대사를 원활하게 하여 짧은 시간에 온몸의 긴장과 스트레스를 효과적으로 푼다.
- 온몸의 부기를 빨리 빼내어 산후에 몸매회복을 빠르게 한다.
- 손발이 저리거나 관절이 시큰거리는 증상을 줄일 수 있다.

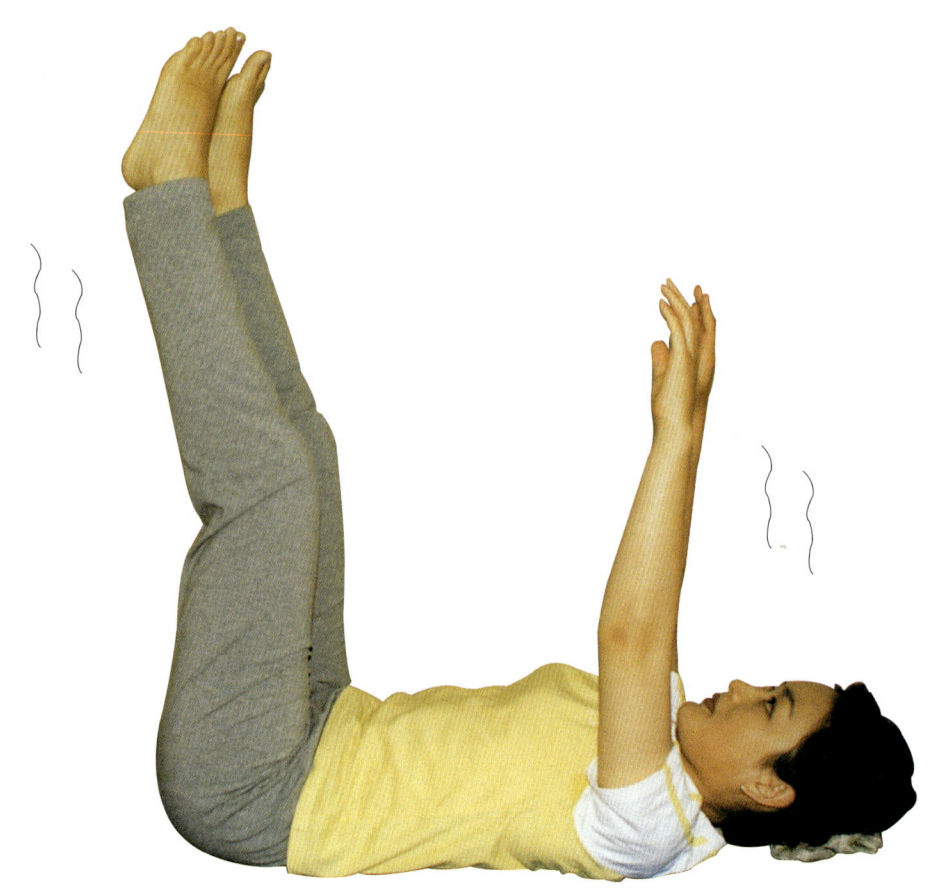

합장하기 6

Method 방법 ⊖

1. 편안한 자세로 눕는다. 산후 2주와 3주 사이에는 앉아서 할 수 있는데, 앉을 때에는 어떤 자세를 취하든지 가능한 엉덩이에서부터 머리까지 척추를 똑바로 세운다.
2. 두 손바닥을 가슴 앞에 마주 붙인다. 눈을 감고 손바닥에 의식을 집중한다. 숨을 내쉬면서 마주 붙인 두 손바닥을 서로 밀어내듯이 천천히 힘을 주고 마실 때 천천히 힘을 뺀다. 의식을 집중하여 여러 번 되풀이한다.
3. 숨을 내쉬면서 오른손에 힘을 줘서 마주 붙인 손바닥을 왼쪽으로 천천히 민다. 숨을 마시면서 한가운데로 돌아온 뒤 같은 방법으로 오른쪽으로 민다. 호흡에 맞추어 여러 번 되풀이한다.

Effect 효과 ⊕

- 집중력을 높여서 자신과 아기에 대한 관심과 사랑을 키울 수 있다.
- 마음이 안정되고 편안해지며 내적인 생명력을 키운다.
- 아기를 안거나 젖을 먹일 때 필요한 팔과 어깨의 힘을 기른다.
- 젖이 잘 나오게 한다.

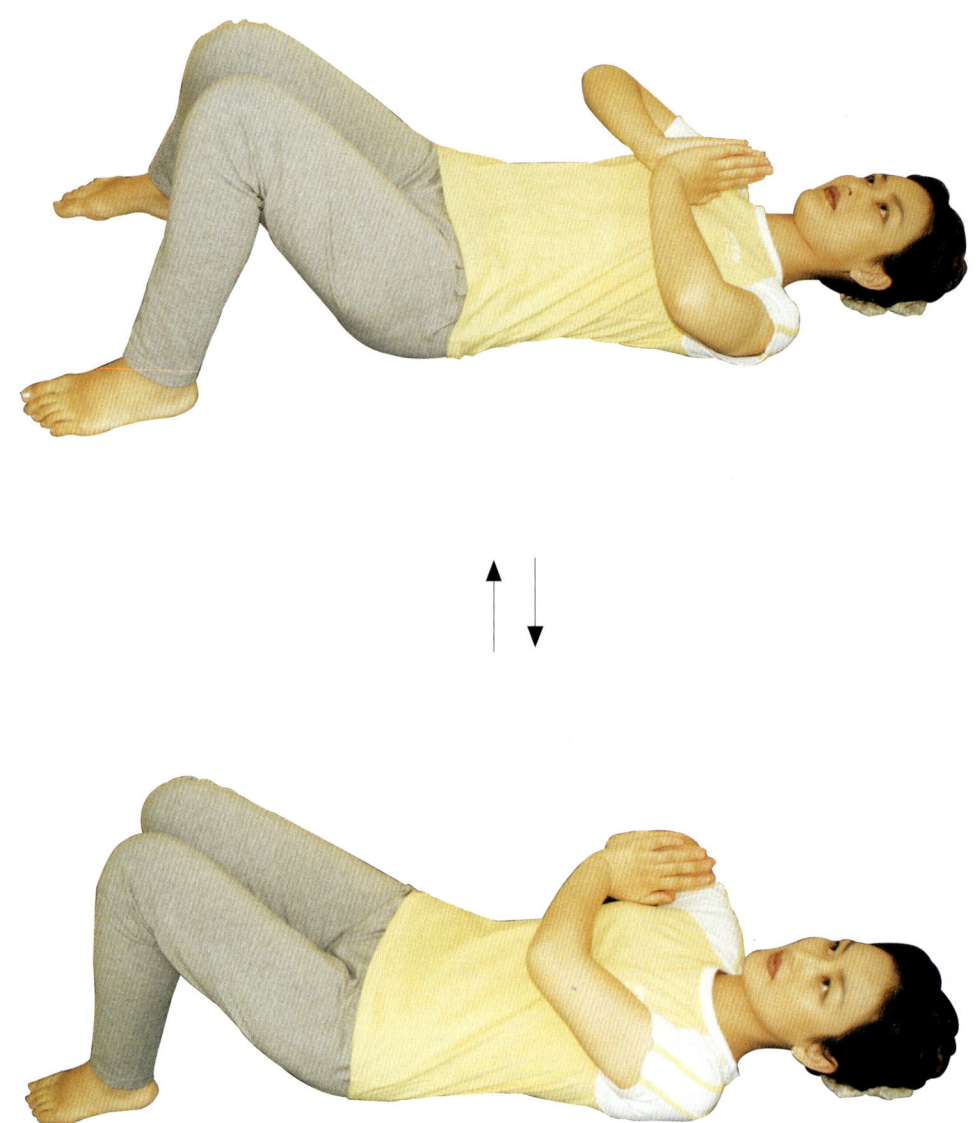

바람빼기 자세 1 7

방법

1. 등을 대고 똑바로 눕는다. 왼쪽 다리를 구부려서 두 팔로 무릎을 감싸안듯이 깍지낀다.
2. 천천히 숨을 내쉬면서 깍지낀 무릎을 가슴을 향해 당긴다. 허벅지가 아랫배에 닿게 하고 발뒤꿈치를 늘인다. 2~3번 고르게 숨쉬며 그대로 있다가 천천히 다리를 내린다.
3. 오른쪽 다리로 되풀이한다. 몸의 상태에 맞춰 강도를 적절히 조절한다.

효과

- 장활동을 촉진하여 산후에 생길 수 있는 변비를 해결하는데 도움이 되는 것은 물론이고 뱃살을 뺀다.
- 배와 허리근육을 강화시켜 요통을 줄인다.

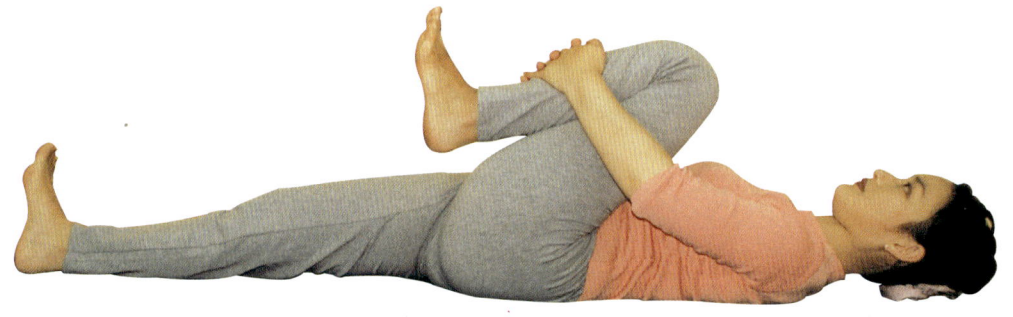

2 제4~7주를 위한 산후요가

여러 가지 금기사항을 엄격하게 지켜야 하는 삼칠일이 지나고 이제 산욕기의 후반부에 들어섰습니다. 지금부터는 가벼운 집안일과 아기 돌보기를 본격적으로 시작할 수 있습니다. 약해지고 들떠있던 잇몸도 안정되어 칫솔질을 해도 되며 머리도 혼자 감을 수 있습니다.

그러나 아직은 혼자서 아기를 목욕시키거나 기저귀를 갈기는 힘드니 다른 가족과 함께 아기를 키우고 보살피는 일을 배우고 익혀 숙달되는 기간으로 삼습니다. 몸은 많이 회복되지만 그에 따라 활동량이 늘어나고 젖을 먹이는 시간과 양도 점점 많아지니 여전히 잘 쉬고 힘을 길러야 합니다.

이 기간에는 오로가 멈추고 회음부의 상처들도 거의 아물어가므로 앉아서 하는 자세를 점점 더 많이 수련합니다. 또한 에너지를 충전시키고 파워를 기르기 위하여 서서하는 자세도 조금씩 시작합니다. 물론 개인의 회복속도에 따라 수련을 조금 빨리 또는 나중에 시작할 수도 있습니다.

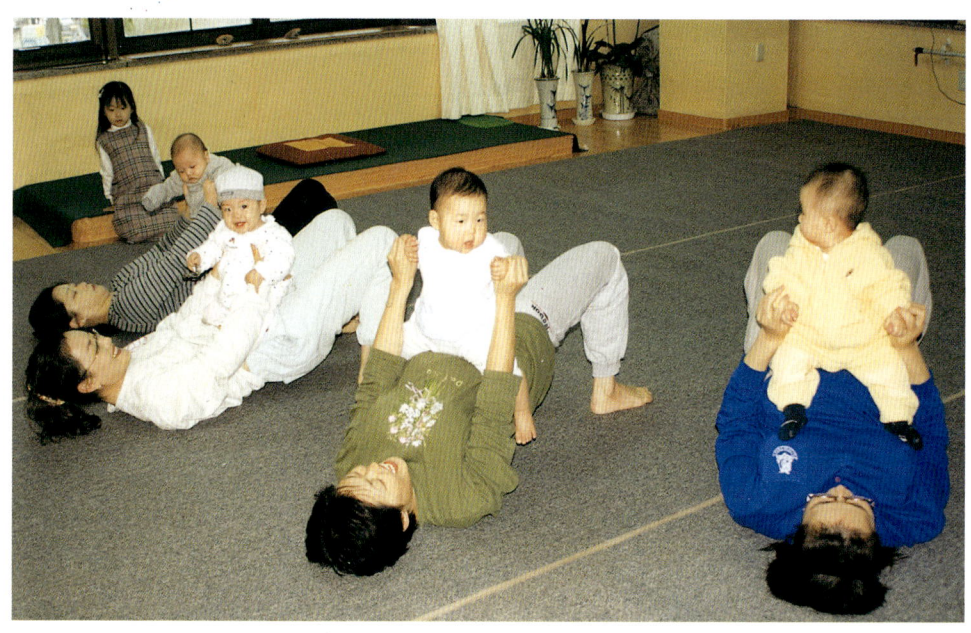

아기와 함께하는 산후요가

바람빼기 자세 II 1

방법

1. 완전휴식자세 I 로 눕는다. 구부린 두 무릎을 가슴 가까이 올려 발이 바닥에서 뜨게 한다.
2. 두 손으로 무릎을 감싸안으며 숨을 내쉴 때 천천히 무릎을 가슴쪽으로 더 끌어당긴다. 숨을 완전히 내쉬면서 아랫배를 의식적으로 집어넣는다. 숨을 마시면서 힘을 뺀다. 이것을 호흡에 맞춰서 여러 번 되풀이한다.
3. 강도를 높이려면 무릎을 당길 때 고개를 들어 이마를 무릎에 댄다.

효과

- 장활동을 촉진하여 산후에 생길 수 있는 변비를 없애는 것은 물론이고 뱃살을 빼는데 아주 좋다.
- 배와 허리근육을 강화시켜 요통을 줄이고 어깨와 목의 피로를 풀어준다.

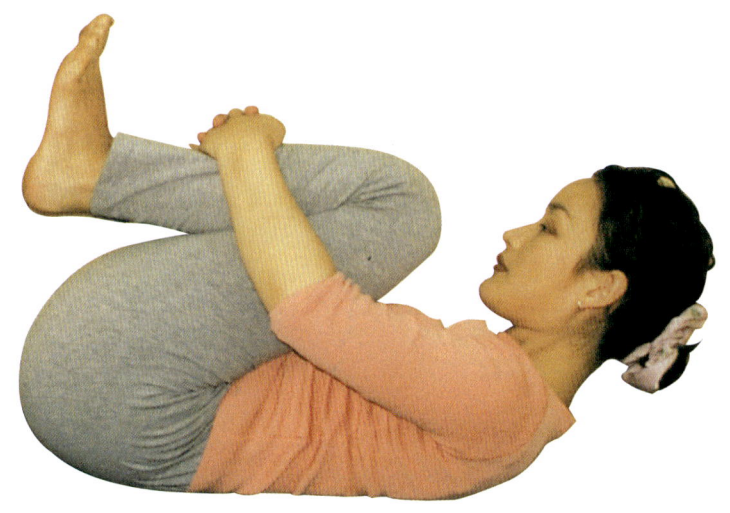

2 윗몸 일으키기

방법

1. 완전휴식자세 I 로 눕는다. 두 손을 깍지껴서 머리 밑에 받친다.
2. 숨을 내쉬면서 천천히 고개를 들어 아랫배를 쳐다본다. 머리와 목만 들어올려 고르게 2~3번 숨쉬며 있다가 숨을 마시면서 천천히 머리를 바닥에 내린다. 이것을 3~5번 되풀이한다.
3. 숨을 내쉬면서 머리, 목, 어깨를 들어서 팔꿈치가 무릎을 향하게 하여 같은 방법으로 되풀이한다. 이번에는 어깨와 등의 윗부분이 바닥에서 떠야 한다. 위의 2보다 강도가 센 방법이므로 2의 방법이 잘 될 때 한다. 허리와 배에 힘이 생기면 점점 횟수를 늘린다.

효과

1. 배의 근육을 강화시켜 아랫배를 집어넣는다.
2. 등의 윗부분과 허리의 통증을 줄일 수 있다.

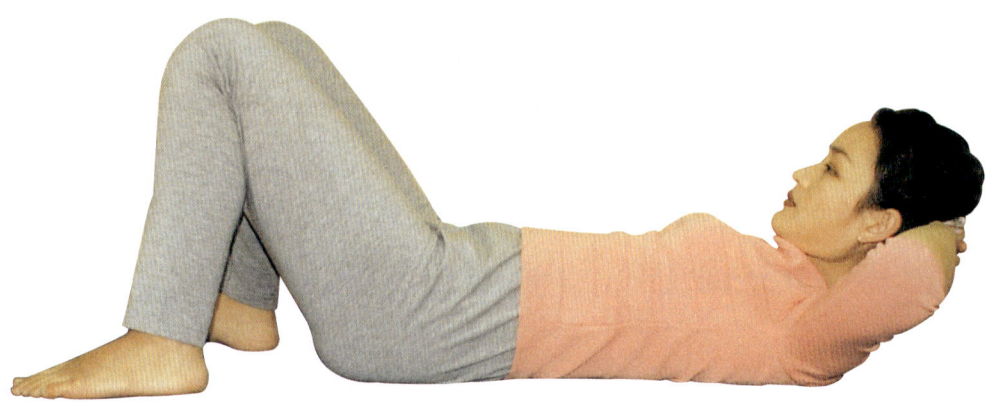

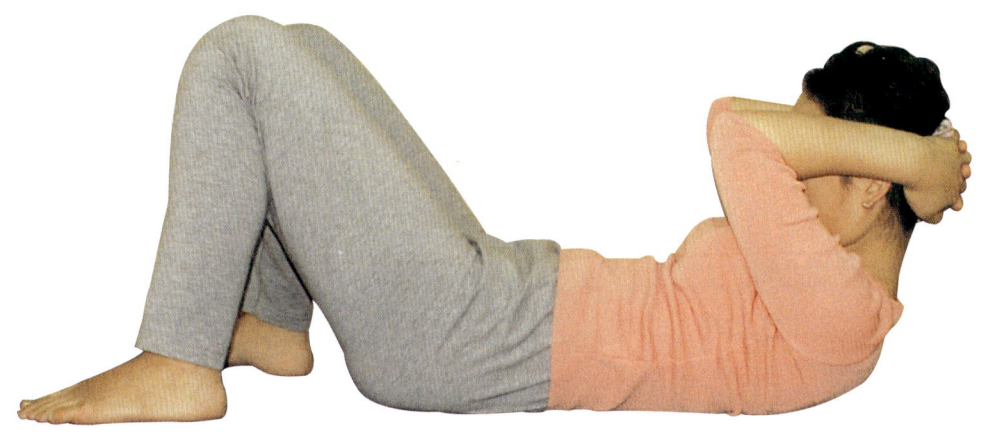

3 무릎 낮추기

⊖ 방법 Method

1. 완전휴식자세 I 로 눕는다. 두 손을 깍지껴서 머리 밑에 받친다.
2. 숨을 내쉬면서 왼쪽 무릎을 안으로 낮춰 오른발 쪽의 바닥에 닿을 정도로 내린다. 숨을 마시면서 왼쪽 무릎을 세운다.
3. 위의 2와 같은 방법으로 호흡에 맞춰 오른쪽 무릎을 먼저 내리며 몸 상태에 맞추어 무리없이 5~10번한다.

⊕ 효과 Effect

- 분만으로 인해 넓어진 골반을 다시 좁히고 바로 잡으며 자궁퇴축을 돕는다.
- 방광, 요도, 질의 탄력성을 회복시키며 회음부의 수축력을 높인다.
- 허리에서 허벅지까지 이어지는 선을 아름답고 날씬하게 만든다.
- 무릎관절을 유연하게 만든다.

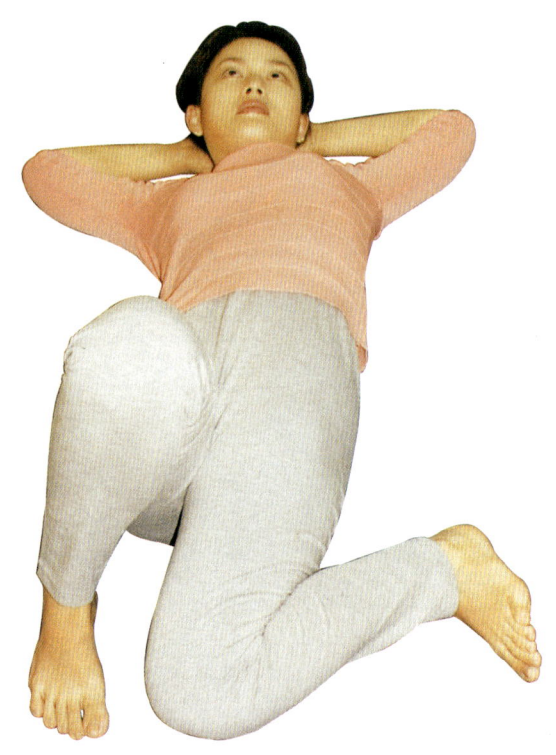

위로 한 반(半)활 자세 4

방법

1. 완전휴식자세 I 로 눕는다. 손바닥을 바닥에 대고 손끝을 발뒤꿈치에 갖다댄다. 발바닥을 바닥에 단단히 고정시킨다.
2. 숨을 내쉬면서 엉덩이, 배, 가슴을 천천히 천장을 향해 들어올린다. 손바닥과 발바닥으로 잘 지탱한다. 긴장을 풀고 몇 번 고르게 숨쉬며 잠시 그대로 있는다. 아기를 배 위에 올려놓고 하면 뱃살을 빼는 효과가 더 크다.
3. 숨을 내쉬면서 천천히 몸을 바닥에 내린 뒤 그대로 또는 완전휴식자세 2로 이완한다.

효과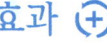

- 척추전체를 맛사지하는 효과가 있어서 허리의 힘을 기르고 굳어있는 목과 어깨의 근육을 풀어준다.
- 자궁퇴축을 돕고 처진 생식기관과 기타 내장기관을 위로 끌어올린다.
- 허벅지, 아랫배, 엉덩이의 군살을 뺀다.

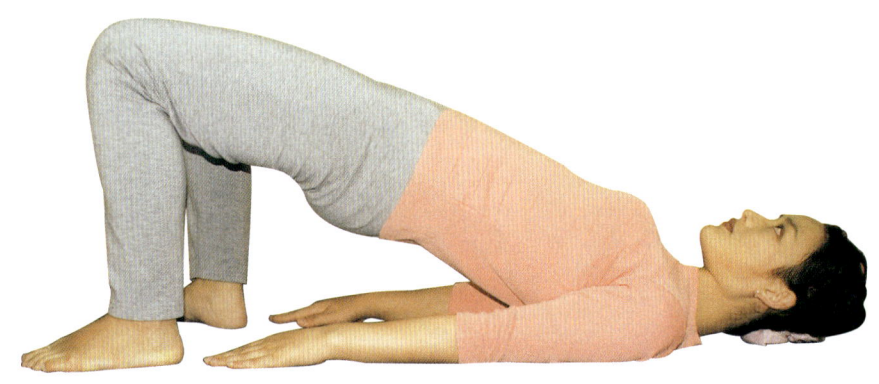

5 어깨 운동

방법 Method

1. 책상다리 또는 다른 편안한 자세로 앉는다.
2. 두 손을 각각 어깨 위에 편안하게 올린다. 천천히 팔과 어깨를 뒤로 크게 돌려 원을 그리는데 가능하면 마시면서 한 바퀴, 내쉬면서 한 바퀴 이런 식으로 자신의 동작과 호흡에 집중한다. 한번에 5~10바퀴를 돌린 다음 반대방향으로 같은 속도와 횟수만큼 돌린다.
3. 심호흡을 몇 번하여 안정한 뒤에 할 수 있으면 몸 상태에 맞춰서 여러 번 되풀이 한다.

효과 Effect

- 젖가슴의 탄력성을 기르며 젖이 잘 나오게 한다.
- 혈액순환을 도와 산모의 몸을 따뜻하게 만든다.
- 불면증이 있을 때 하면 숙면을 취할 수 있다.
- 목과 어깨의 피로를 풀어준다.

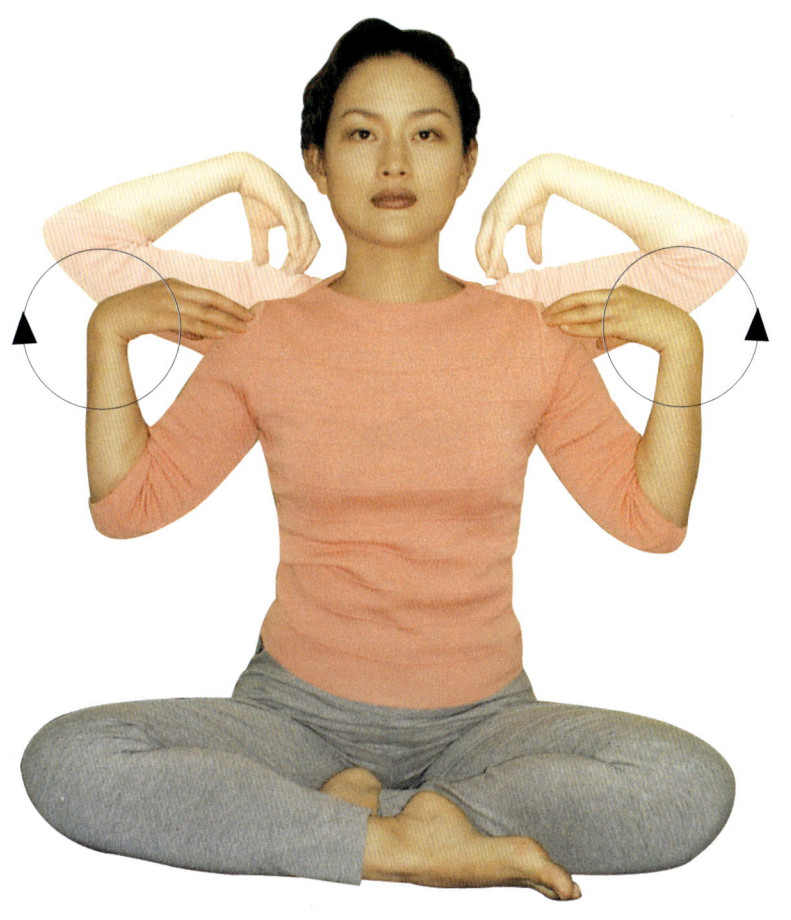

6 골반 조이기

🔄 방법 Method

1. 두 다리를 앞으로 뻗어서 앉는다. 왼쪽 무릎을 구부려 오른쪽 다리 밑으로 집어넣어 왼발이 오른쪽 엉덩이 바깥으로 나오게 한다. 오른쪽 무릎을 구부려서 왼쪽 무릎 위에 포개놓는다. 이 때 두 무릎이 정면을 향하도록 한다. 왼손으로 오른쪽 발목을, 오른손으로 왼쪽 발목을 잡는다.
2. 허리를 세워 숨을 들이마신 뒤 내쉬면서 천천히 상체를 앞으로 숙인다. 무릎에 무리가 가지않도록 주의한다. 2~3번 고르게 숨쉬며 숨을 내쉴 때 아랫배와 엉덩이를 조인다.

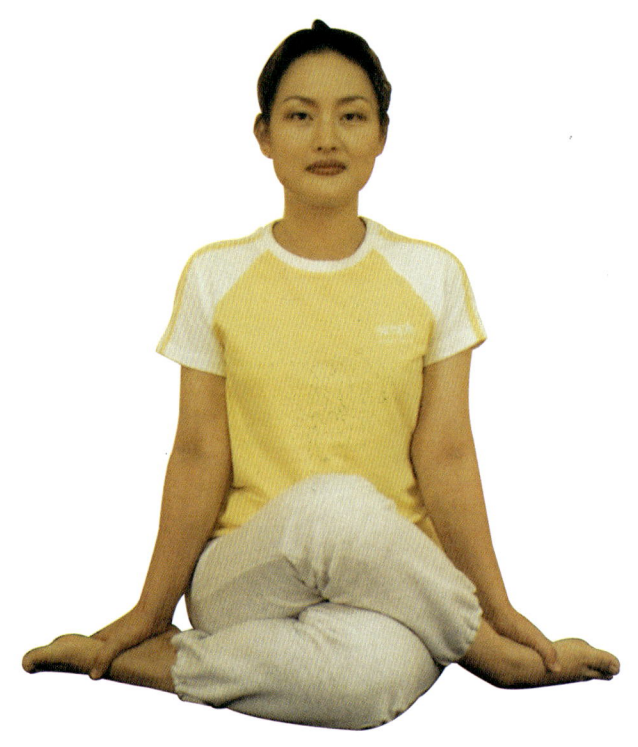

3. 숨을 마시면서 천천히 상체를 세운다. 다리의 방향을 바꾸어서 한다.

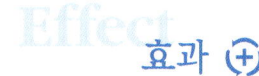

- 분만으로 인해 넓어진 골반을 좁히고 바로 잡으며 자궁퇴축을 돕는다.
- 방광, 요도, 질의 탄력성을 회복시키며 회음부의 수축력을 높인다.
- 아랫배, 허리, 옆구리, 허벅지, 무릎까지의 선을 날씬하게 정돈하며 몸무게를 줄인다.

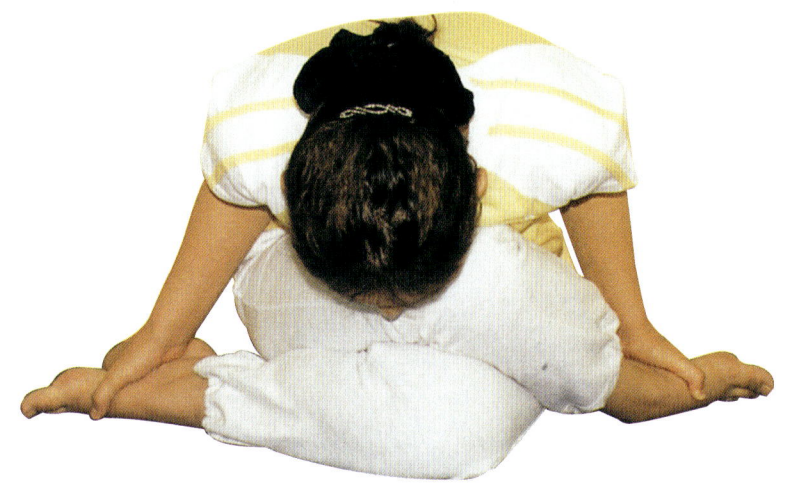

7 쉬운 비틀기 자세

방법 Method

1. 두 발을 앞으로 뻗어서 앉는다. 왼발을 안으로, 오른발을 바깥쪽으로 구부려 앉는다.
2. 허리를 똑바로 세운 뒤 오른손으로 왼쪽 무릎의 바깥을 잡고 왼손은 엉덩이 뒤쪽 바닥을 짚어 몸무게를 지탱시킨다.
3. 숨을 내쉬면서 몸통을 왼쪽으로 45°쯤 돌려 자연스럽게 어깨 너머를 바라본다. 동시에 왼손등을 허리에 대고 감싸안듯이 뒤로 돌린다. 숨을 내쉴 때마다 허리와 어깨를 조금씩 더 돌려 비튼다.

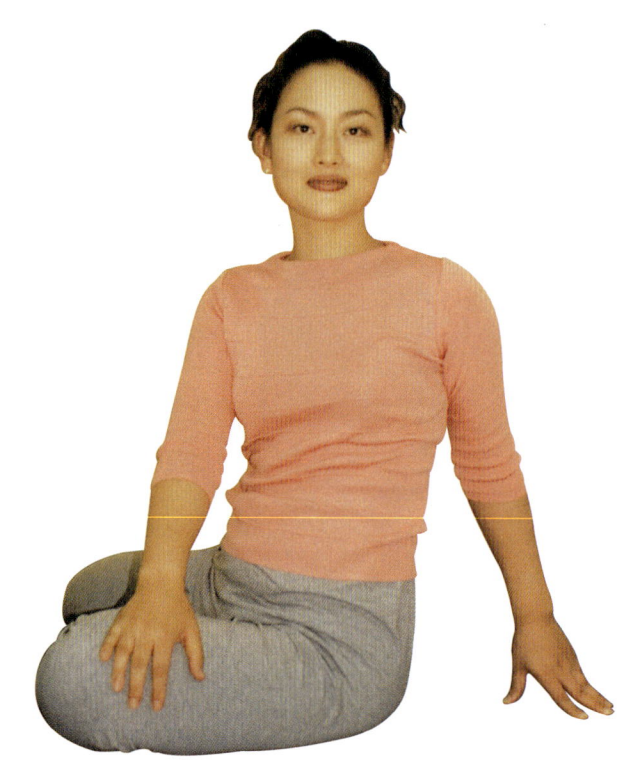

4. 숨을 마시면서 천천히 가운데로 돌아온다. 발의 방향을 바꾸어 반대쪽으로 한다.

효과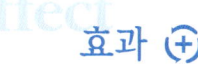

- 어깨와 등의 통증과 요통을 없앤다. 또한 허리와 아랫배의 군살을 빼는데 아주 좋은 자세이다.
- 위장과 비장을 튼튼하게 만들어 소화를 돕는다.

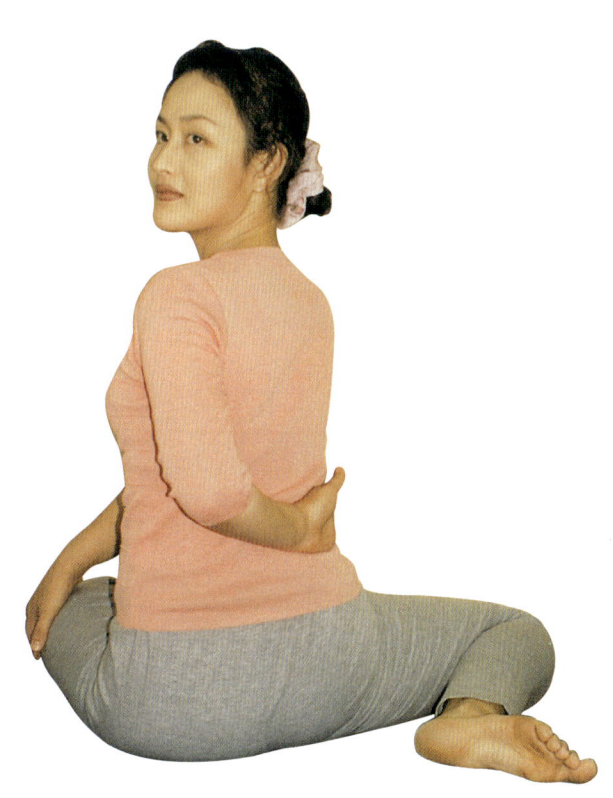

8 앞으로 숙이기 자세

방법 Method

1. 두 발을 앞으로 뻗어 앉는다. 두 팔을 머리 위로 들어올리고 가슴을 펴서 숨을 크게 들이마신다.
2. 숨을 내쉬면서 가능한 멀리 상체를 앞으로 숙여서 손끝으로 발가락을 잡는다. 힘들면 임신 중에 했던 것처럼 수건을 이용하여 발바닥을 걸어 당긴다.
3. 숨을 내쉴 때 잡은 발가락을 당기면서 상체를 앞으로 숙여 등과 다리 뒷면을 쭉 펴고 늘인다. 10~30초동안 그대로 있다가 상체를 들어올린 뒤에 휴식한다.

효과 Effect

- 척추와 배, 허벅지의 힘과 유연성을 기른다.
- 위장, 비장, 간장, 췌장, 신장 등 복부의 내장기관 전체를 맛사지하고 활동성을 높이므로 당뇨, 변비, 소화불량, 식욕부진에 효과적이다.
- 아랫배와 허리의 체지방을 없애고 허리선을 아름답게 만들므로 산후요가의 필수적인 자세이다.
- 마음을 안정시키며 집중력을 높인다.

주의 Caution

- 제왕절개술을 했을 때에는 지나치게 배를 압박하지 않도록 주의한다.
- 산후 3개월이 지나고 동작이 숙달되면 1분이상 지속한다.
- 만약 큰 아이가 있으면 함께 하면 더욱 좋다.

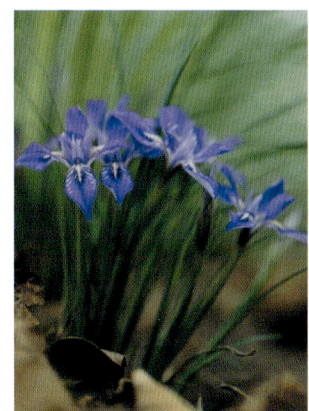
각시붓꽃

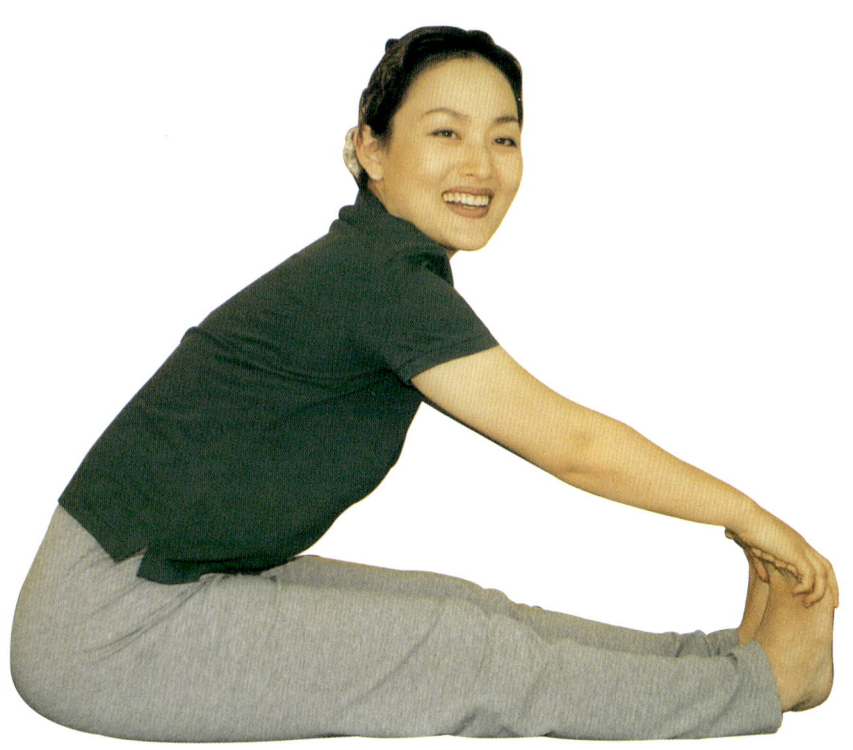

Ⅲ. 산후에 바르게 움직이기 : 요가자세

9 몸통돌려 머리를 무릎에 대기

방법

1. 두 다리를 앞으로 뻗어 앉는다. 왼쪽 무릎을 구부려서 발뒤꿈치를 회음부 가까이 대고 오른쪽 다리는 옆으로 뻗는다.
2. 오른손으로 오른발 끝을 잡는다. 고개를 왼쪽으로 돌린 다음 왼손을 귀 옆으로 들어올려 숨을 내쉴 때 몸을 오른쪽으로 기울이며 천장을 바라본다. 왼손은 오른발끝을 향해 뻗는다.
3. 숨을 마시면서 천천히 몸통을 일으켜 세운다. 반대쪽으로 한다.

효과

- 자궁의 위치를 바로 잡는다.
- 신장의 활동을 증가시켜 산후의 부기를 뺀다.
- 간장과 비장을 자극하여 소화를 돕고 피로회복에 좋다.

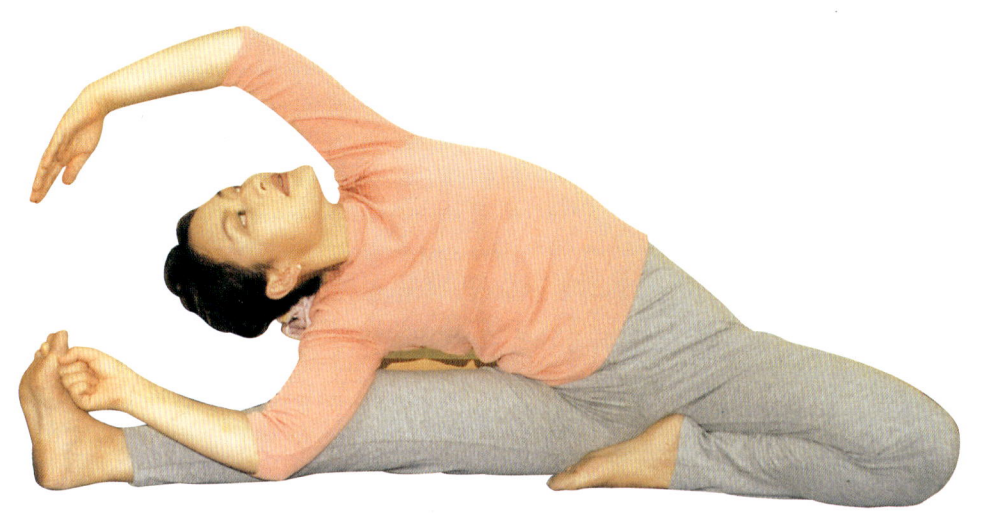

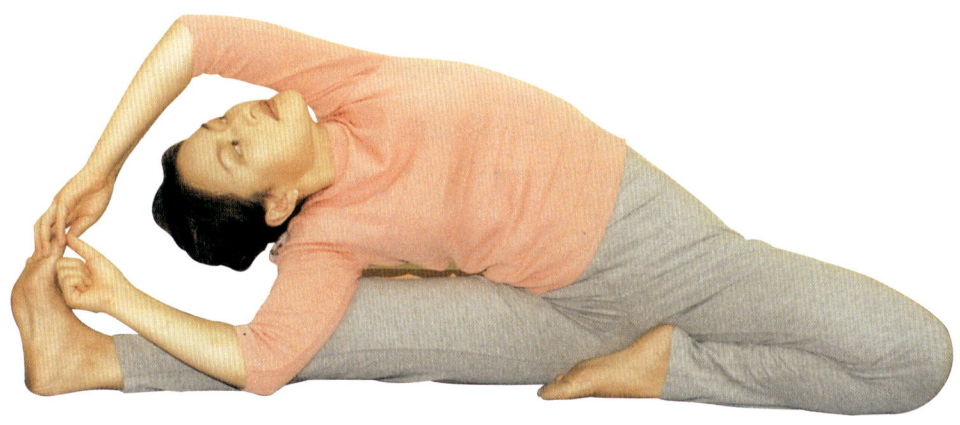

10 앉은 산(山)자세

방법

1. 책상다리를 하고 편안하게 앉아 몸통을 자연스럽게 수직으로 세운다. 어깨와 얼굴의 힘을 뺀다.
2. 두 손을 배 앞에서 깍지껴서 팔꿈치를 편 채로 천천히 머리 위로 올린다. 깍지낀 손바닥이 천장을 향하도록 뒤집어서 숨을 내쉬면서 더 높이 뻗는다. 이 때 팔꿈치를 펴서 귀 옆에 붙이고 호흡에 맞춰 내쉴 때마다 배를 당겨 집어넣기를 몇 번 한다.
3. 천천히 두 손을 다시 배 앞으로 내려서 손바닥을 아랫배에 대고 이완한다. 배의 느낌을 느껴본다.

효과

- 가슴, 배, 골반을 포함한 몸통 전체의 근육을 유연하고 힘있게 만들므로 산후에 배의 근육과 내장을 고루 펴주어 소화와 배설에도 좋다.
- 척추전체를 펴주며 배열을 바르게 잡는다.
- 골반에 가해지는 압박을 줄이며 골반의 구조를 강화시켜 산후에 생길 수도 있는 자궁탈수를 예방한다.
- 가슴이 처지는 것을 막고 무거운 어깨가 가벼워진다.
- 폐활량을 증가시켜 숨쉬기가 편해지고 신경계를 부드럽게 안정시킨다.

Caution 주의 ⚠

- 허리를 바로 펴기 힘들면 벽에 등을 대고 하면 척추의 배열을 제대로 느낄 수 있다. 마찬가지로 의자에 앉아서도 할 수 있다.

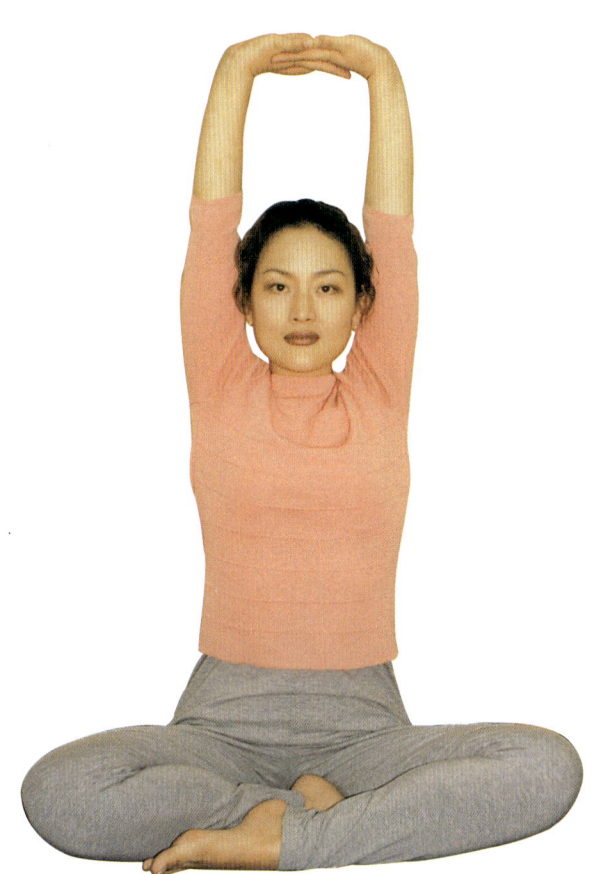

11 산(山)자세

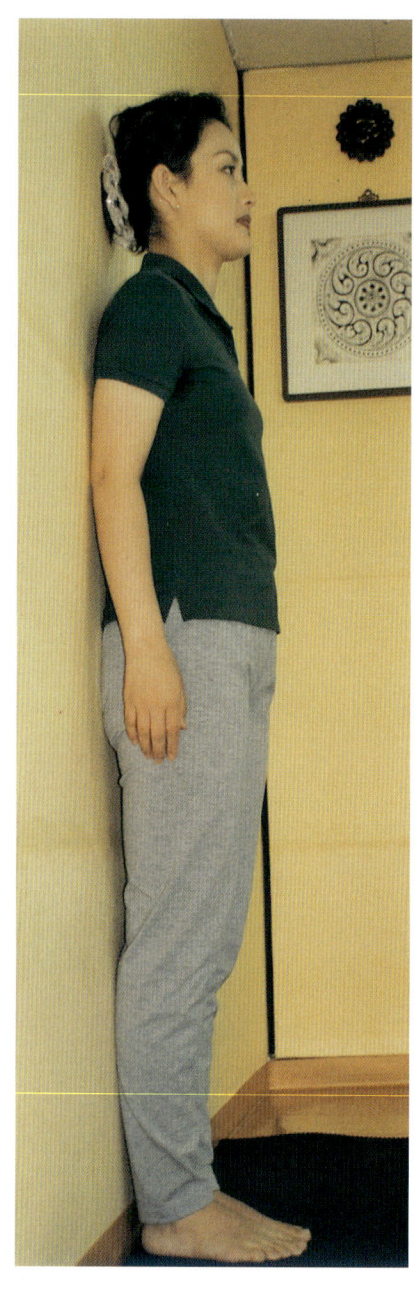

방법 Method

1. 두 발을 모아 등을 벽에 대고 선다. 팔은 자연스럽게 내린다.
2. 발뒤꿈치, 장딴지, 엉덩이, 허리, 어깨, 뒤통수를 벽에 대어 발끝에서부터 머리 끝까지 일직선이 되게 한다.
3. 천천히 숨을 내쉴 때마다 무릎에 힘을 주며 아랫배를 집어넣고 허리를 벽 가까이 댄다. 동시에 엉덩이를 조인다. 천천히 고르게 숨쉬며 몇 번 되풀이한다.

효과 Effect

- 산후에 흐트러지고 느슨해진 척추와 몸 전체의 관절을 바로 잡아 몸매를 아름답게 가꾸며 요통을 줄인다.
- 아랫배를 도로 집어넣고 자궁퇴축을 돕는다.
- 집중력을 높인다.

두 손을 위로 뻗어 늘리기 12

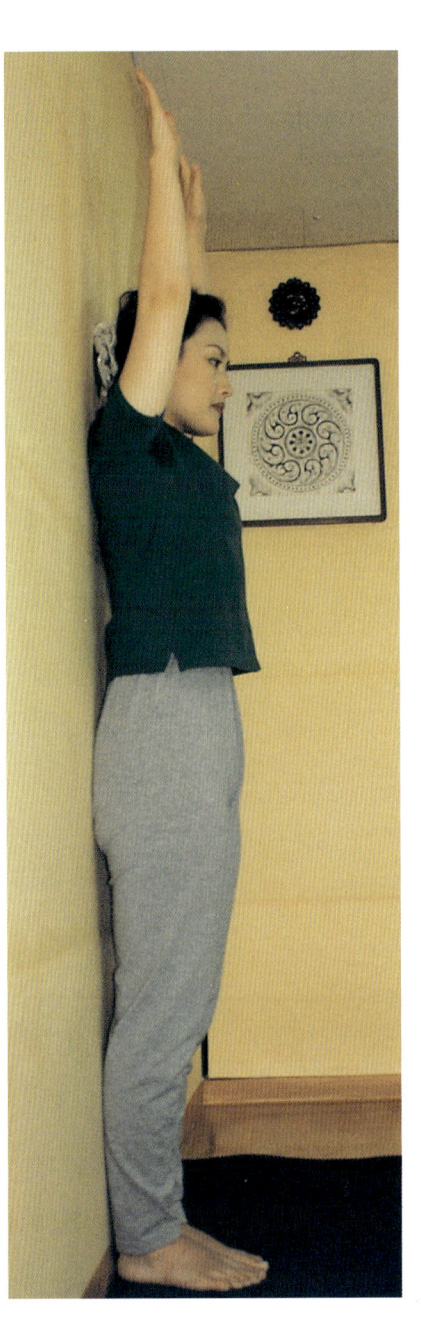

방법

1. 산자세로 선다. 두 손을 머리 위로 들어 올려 뻗는다. 손바닥이 앞을 향하도록 한다. 턱을 약간 밑으로 내리는 느낌이 있어야 머리의 위치가 똑바로 된다.
2. 숨을 내쉴 때마다 무릎에 힘을 주며 아랫배를 집어넣고 허리를 벽 가까이 댄다. 동시에 엉덩이를 조인다. 고르게 숨 쉬며 몇 번 되풀이한다.
3. 천천히 손을 내리고 휴식한다. 산자세 다음에 연이어 할 수 있다.

효과

- 산자세의 효과를 모두 가지며 굳어서 무거운 어깨를 풀어준다.
- 산소공급이 활발해져서 숨쉬기가 편안해지고 피로가 회복된다.
- 정신이 맑아지고 의욕이 샘솟는다.

13 허리돌리기

방법 Method

1. 두 발을 어깨넓이로 벌려 서서 두 손으로 허리를 잡는다.
2. 무릎에 힘을 줘서 단단히 지탱하며 천천히 엉덩이를 왼쪽으로 돌리며 원을 크게 그린다. 가능한 천천히 숨쉬면서 10~30바퀴를 돌린다. 무릎을 편 채로 한다.
3. 반대방향으로 같은 횟수만큼 하고 잘 안되는 쪽을 좀 더 한다.

효과 Effect

1. 허리와 배, 옆구리의 곡선을 날씬하게 만든다.
2. 자궁, 신장, 방광 등 비뇨생식기의 기운을 북돋아 산후회복을 촉진시킨다.
3. 허리의 힘을 길러 요통을 없앤다.

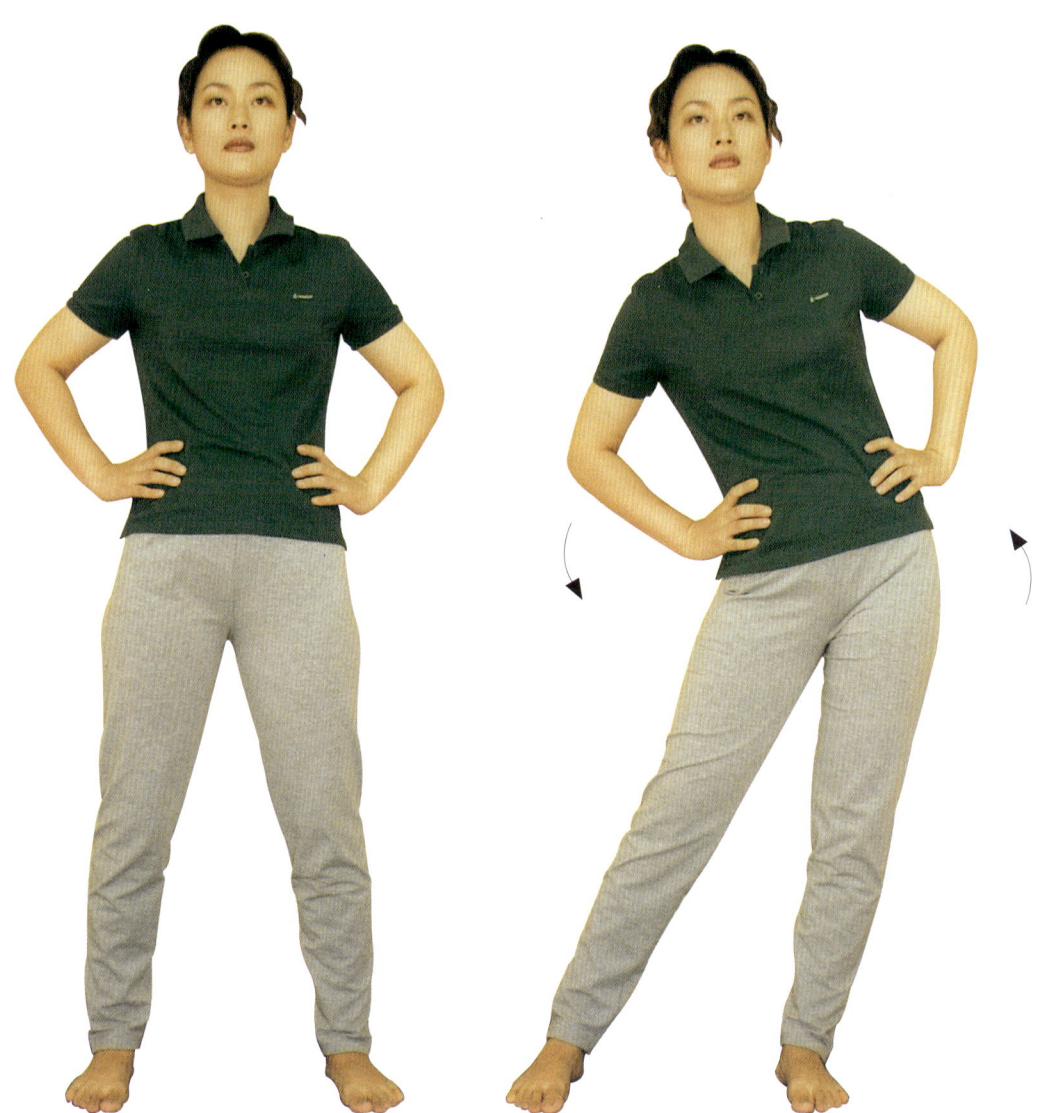

14 변형 개가 기지개켜는 자세

➡ 방법

1. 허리 높이의 책상, 식탁, 싱크대 또는 의자등받이 앞에서 두 발을 어깨넓이로 벌린다. 벌린 두 발이 11자가 되게 한다.
2. 숨을 마시면서 두 팔을 머리 위로 들어올린 뒤 내쉬면서 상체를 앞으로 숙여 의자 등받이를 잡는다. 두 손 사이는 두 발의 간격과 같아야 한다. 머리를 두 팔 사이에 두고 바닥을 본다. 이 때 머리에서부터 엉덩이까지가 바닥에서 수평을 이루는 일직선이 되어야 하고 등과 다리의 뒷면은 서로 수직이 되어야 한다.
3. 10~30초동안 고르게 숨쉬며 그대로 있는데, 숨을 내쉴 때마다 등을 쭉 늘리며 다리에 힘을 줘서 몸의 뒷면을 모두 늘인다.

⊕ 효과

- 허리의 부담을 줄여서 요통을 예방하고 줄인다.
- 서 있을 때 생기는 피로를 없애며 머리를 맑게 한다.
- 허벅지 근육과 무릎근육을 늘리고 탄력성을 되살려 다리가 날씬해진다.

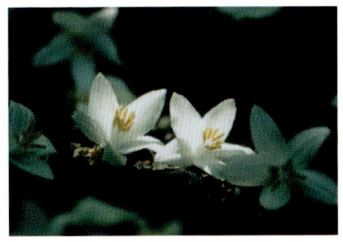
쪽동백나무

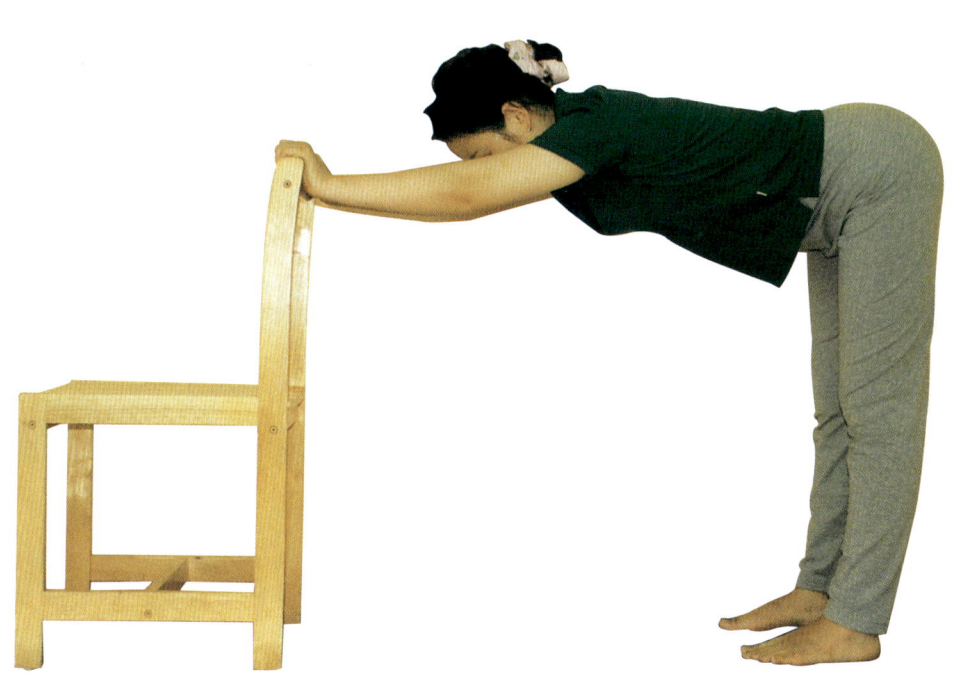

3 제8주~백일을 위한 산후요가

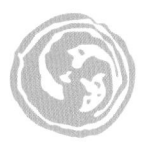 우리 풍습에 사람이 돌아가시면 그 영혼을 기리기 위해 사십구제를 지내는데 태어나서도 처음의 사십구일이 매우 중요합니다. 사십구일, 곧 일곱이레가 지나면 엄격한 의미의 산욕기가 끝나 정상적인 일상생활을 시작할 수 있습니다.

오늘날의 사회구조는 핵가족화하고 여성의 사회활동이 증가하여 산후 백일까지 쉬는 산모가 드뭅니다. 생각은 굴뚝같아도 여건이 허락하지 않는 경우는 말할 것도 없고 요즘은 굳이 그럴 필요가 있을까라고 생각하는 경우도 많습니다.

직업을 가진 산모라면 이 시기에 대개 출산휴가가 끝나서 직장으로 복귀하는 등 일상생활은 물론 사회활동을 재개합니다. 이렇게 활동량은 늘어나지만 몸이 완벽하게 회복된 것은 아니므로 스스로 주의를 소홀히 하여 과로해서는 절대 안 됩니다.

이 시기의 산후요가는 힘과 에너지를 기르는 것과 엉덩이와 뱃살을 빼고 탄력성을 회복하는 것에 중점을 두어 서서하는 자세의 비율이 높아집니다. 서서하는 자세를 시작하기 전에는 반드시 호흡과 마음을 안정시키기 바랍니다. 그리고 거꾸로 하는 자세(inverted postures)를 시작할 수 있는데, 이 자세들은 임신 중에 커진 자궁으로 인해 밑으로 눌려서 처진 내장기관을 다시 끌어올리는 중요한 역할을 합니다.

분만 후에 요가를 처음 시작하는 여성은 거꾸로 하는 자세(쟁기자세와 반어깨로서기)를 할 때 안전을 위하여 반드시 전문지도자의 지도를 받기 바랍니다.

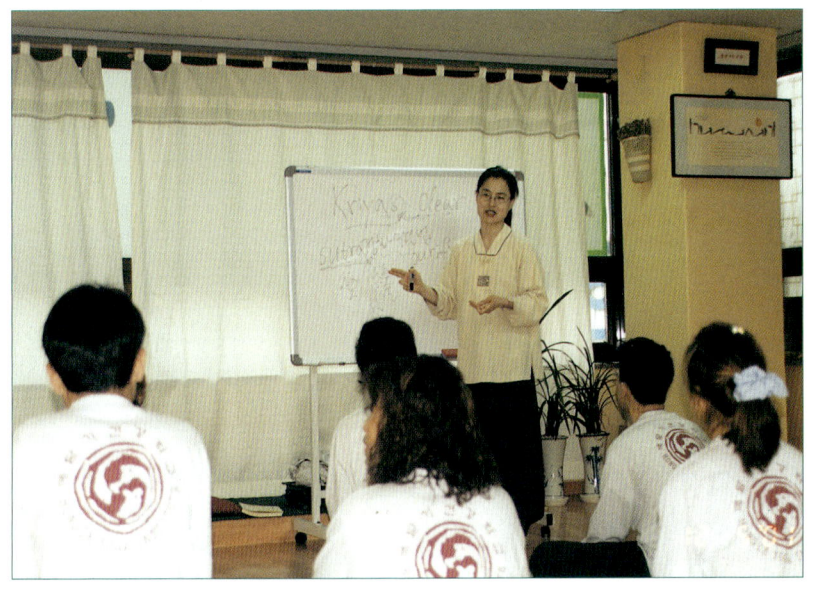

홍익요가연구원에서 요가철학을 강의하는 필자

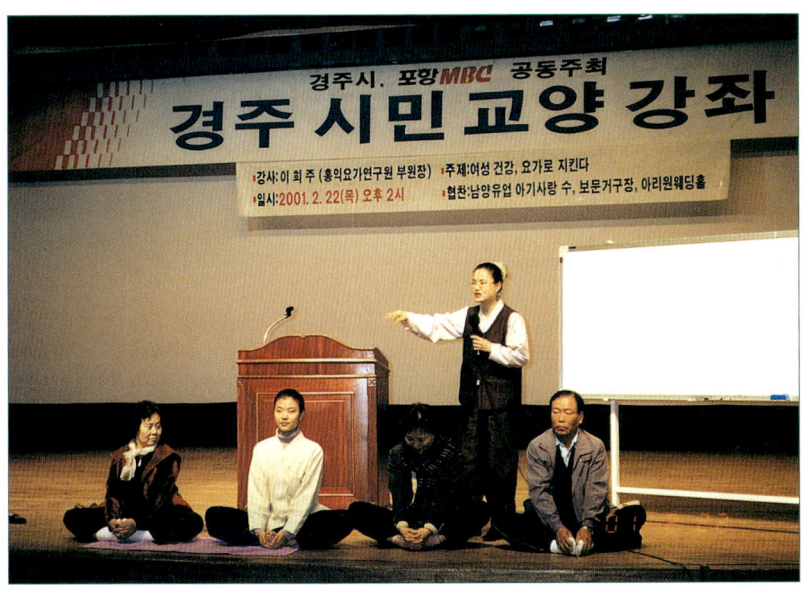

포항 MBC 초청 경주시민교양강좌

1 고양이 자세

방법 Method

1. 무릎과 손바닥을 각각 어깨넓이로 벌려서 손바닥과 무릎을 바닥에 댄다. 이 때 팔과 무릎이 바닥에서 수직이 되게 한다.
2. 숨을 마시면서 고개를 뒤로 젖혀 천장을 바라보는 동시에 허리를 우묵하게 내려 엉덩이만 천장쪽으로 올라가게 한다. 팔꿈치를 편 채로 손바닥과 무릎에 힘을 주어 몸을 지탱한다.
3. 숨을 내쉬면서 배를 쳐다보듯이 머리를 두 팔 사이로 숙이며 배를 등쪽으로 끌어올린다. 숨을 내쉴 동안 계속해서 배와 엉덩이를 조인다. 호흡에 맞춰서 천천히 2와 3을 여러 번 되풀이한다.

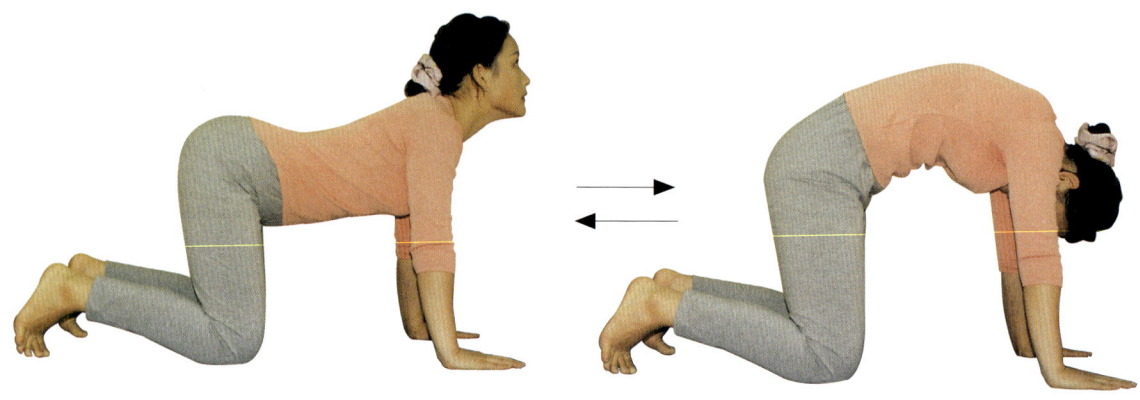

4. 익숙해지면 1의 자세에서 숨을 고른 다음, 왼발을 뒤로 뻗어 다리와 몸통을 일직선으로 만든다. 고르게 숨쉬며 잠시 그대로 있다가 천천히 바닥에 내린다. 반대쪽 다리를 들어올린다. 교대로 3~5번 되풀이한다.
5. 두 팔과 상체를 앞으로 뻗어 턱과 가슴을 바닥에 댄다. 고르게 숨쉬며 잠시 버틴 뒤에 무릎을 뒤로 밀어내듯이 하여 배를 대고 엎드린다.

효과 ⊕

- 골반의 혈액순환을 도와 골반내부 장기를 안정시키며 회음부의 수축력을 높인다.
- 목에서부터 엉덩이까지의 척추전체를 유연하고 탄력있게 만들어 요통을 없앤다.
- 남아있는 뱃살과 엉덩이살을 빼며 대장을 튼튼하게 만든다.

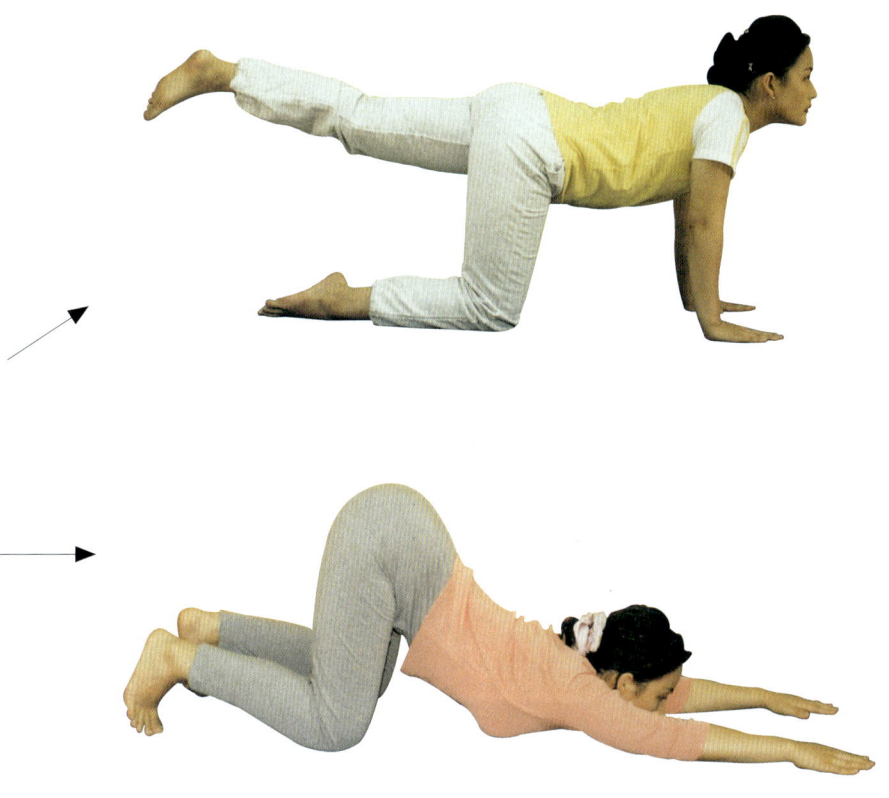

2 요가 무드라 자세

방법 Method

1. 무릎을 꿇고 앉는다. 등 뒤에서 두 손을 깍지낀다.
2. 숨을 마시면서 깍지낀 두 손을 밑으로 내려 가슴을 활짝 편다.
3. 숨을 내쉬면서 상체를 천천히 앞으로 숙여 이마를 바닥에 댄다. 힘들면 무릎 앞에 쿠션이나 베개를 놓고 그 위에 이마를 내려놓는다. 깍지를 단단히 한 채로 고르게 두세 번 숨쉴 때마다 허벅지에서 느껴지는 배의 움직임에 의식을 집중한다.
4. 천천히 상체를 들어올리고 깍지를 풀어서 몸을 이완한다.
5. 두 팔과 상체를 앞으로 뻗어 턱과 가슴을 바닥에 댄다. 잠시 고르게 숨쉬며 버티다가 무릎을 뒤로 밀어내며 배를 대고 엎드려서 휴식한다.

효과 Effect

- 심장과 허파의 순환을 도우므로 가슴 답답함과 어깨결림, 견비통, 목의 뻐근함을 없앤다.
- 젖가슴이 처지는 것을 막아 가슴을 아름답게 만든다.
- 장의 연동운동과 소화를 도와 아랫배의 살을 효과적으로 뺀다.
- 마음이 안정되고 고요해지며 집중력을 높여 그동안 둔해진 몸의 감각을 되살린다.

주의 Caution

- 무릎을 꿇고 앉기가 힘들면 책상다리로 앉아서 한다.

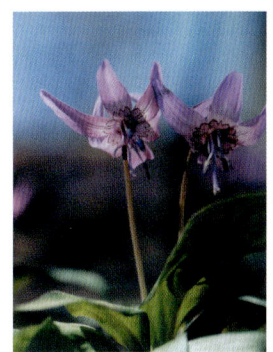
얼레지

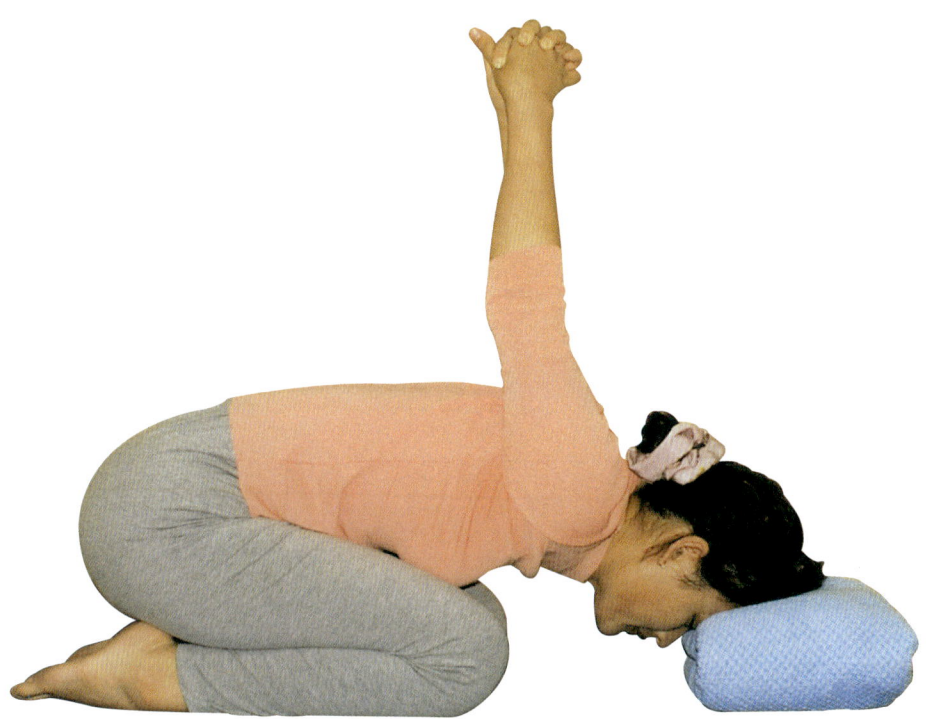

Ⅲ. 산후에 바르게 움직이기 : 요가자세

3 소머리 자세

방법 Method

1. 편안한 자세로 앉아서 오른팔을 들어 팔꿈치를 구부려 어깨 뒤로 넘기고 왼팔은 등 뒤로 보내 팔꿈치를 구부려 수건을 마주 잡는다. 숨을 내쉴 때 서로 끌어당긴다. 몇 번 고르게 숨쉬며 어깨와 팔에 의식을 집중한다.
2. 천천히 잡은 손을 풀고 반대쪽으로 한다. 잘 되면 두 손을 잡는다.

효과 Effect

- 가슴근육의 탄력성을 높여 늘어난 젖가슴을 지탱해주며 처지는 것을 막을 뿐 아니라 엄마젖이 잘 나오게 한다. 스트레스를 해소하며 자신감을 불러일으킨다.
- 가슴을 활짝 펴주어 폐활량을 높이는 등 허파와 호흡기를 건강하게 만든다.
- 어깨와 등 윗부분의 굳어있는 근육을 풀어서 심장의 압박감을 줄인다.

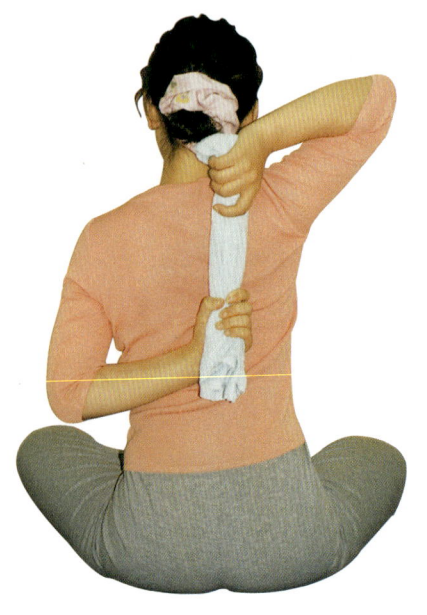 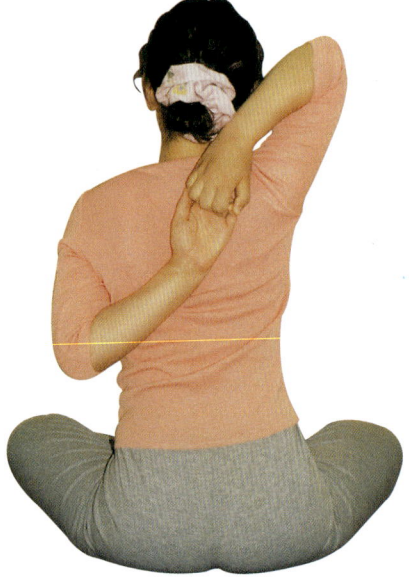

금강자세 4

방법

1. 무릎을 꿇고 앉는다. 장딴지와 발을 옆으로 빼내어 엉덩이를 장딴지 사이의 바닥에 내려놓는다. 엉덩이 밑에 작은 쿠션을 받친다.
2. 엉덩이에서부터 머리까지 척추를 똑바로 세운다. 두 손으로 각각 발목을 잡아 균형을 유지하거나 잘 되면 두 손을 무릎 위에 올려놓는다.
3. 호흡이 안정되면 두 손을 깍지껴서 팔을 머리 위로 뻗어 올린다. 숨을 내쉬면서 배와 가슴, 허리를 두세 번 길게 쭉 뻗어 늘인다. 천천히 손을 내리고 다리를 앞으로 뻗어 휴식한다.

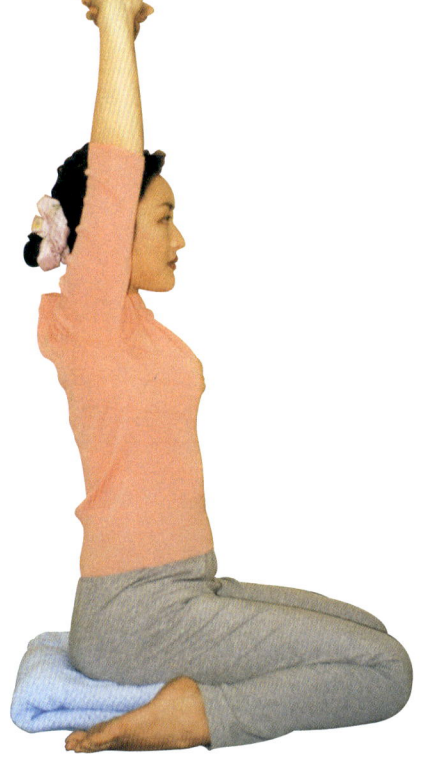

효과

- 다리의 혈액순환을 촉진하여 피로회복과 부기를 빼는데 좋다.
- 복부내장기관과 배의 근육이 제자리를 잡도록 도우며 소화를 촉진시킨다.
- 약해진 무릎을 튼튼히 하고 관절의 운동범위를 넓힌다.

주의

- 무릎에 통증이 느껴지거나 관절염이 있을 경우에는 피한다.

5 누운 금강자세

방법

1. 금강자세로 앉는다. 등 뒤에 커다란 쿠션이나 베개를 겹쳐 놓는다.
2. 두 손을 등 뒤에 대고 팔꿈치를 구부려 천천히 몸을 뒤로 뉘어 쿠션 위에 등을 대고 눕는다. 팔을 몸 옆에 내리고 배가 들어갔다 나갔다 할 정도로 크게 3~5번 숨쉰 다음 고르게 숨쉬며 몸을 이완한다.
3. 천천히 팔꿈치를 구부려 바닥을 밀어내면서 상체를 일으켜 세운다. 두 팔을 앞으로 뻗고 이마를 바닥쪽으로 내려 호흡을 안정시킨다. 상체를 바로 세운 뒤 두 다리를 앞으로 뻗어 휴식한다.

효과

- 금강자세의 효과를 모두 가지며 배전체를 확실하게 펴주므로 모든 복부와 골반의 내장기관이 편안해지고 특히 성(性)기능을 강화시킨다.
- 좌골신경통에도 좋다.

주의

- 무릎에 통증이 느껴지거나 관절염이 있을 경우에는 억지로 하지 않는다.

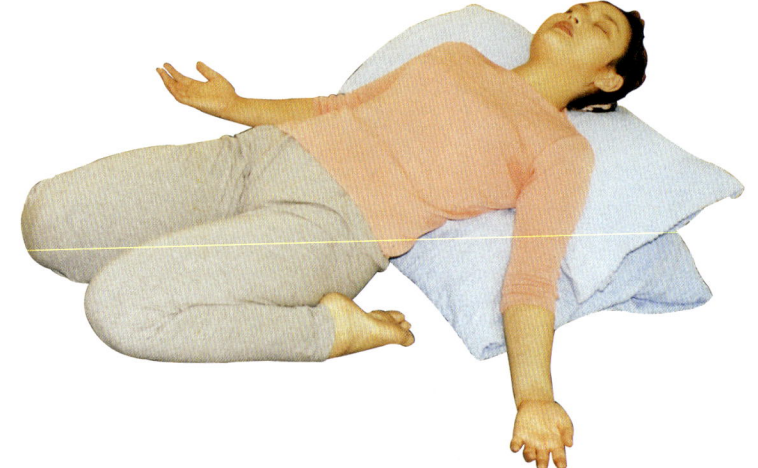

쉬운 나무자세 4

방법

1. 산자세로 선 뒤 왼발을 구부려 왼발바닥을 오른쪽 무릎이나 허벅지 안쪽에 갖다 붙인다.

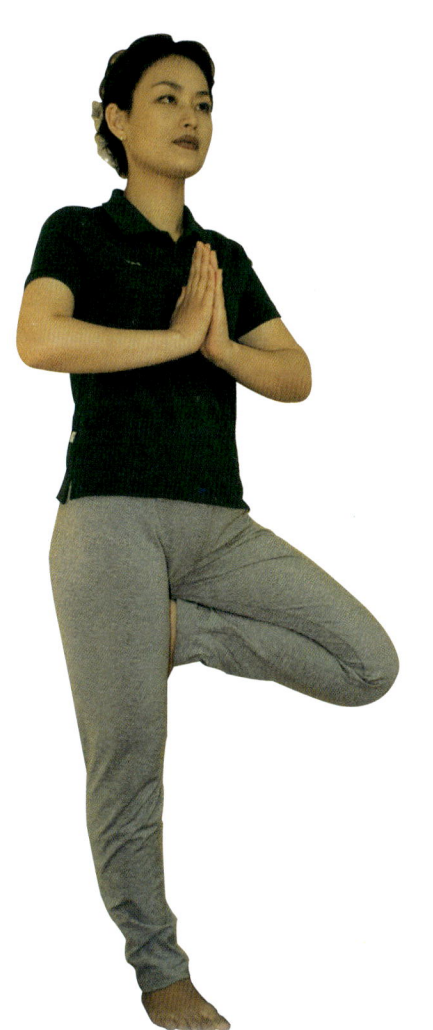

2. 손바닥을 마주 붙여 가슴 앞에 모은다. 이때 왼쪽 무릎이 옆으로 똑바로 나가게 하고 시선을 한점에 집중하면 균형이 더 잘 잡힐 것이다. 몇 번 고르게 숨쉬다가 발을 내리고 호흡을 고른 뒤 반대쪽으로 한다.

효과

- 자율신경을 조절하여 호르몬의 불균형을 바로 잡는다.
- 골반의 위치를 바로 잡는다.
- 자신의 내면을 들여다 볼 수 있으며 집중력, 침착성, 안정감, 균형감각을 높인다.

7 쉬운 삼각자세

방법 Method

1. 두 발을 어깨넓이의 2배로 벌린다. 이 때 두 발이 11자가 되게 하며 두 팔을 어깨 높이로 올려 옆으로 뻗는다.

2. 오른발을 안으로 15°, 왼발을 바깥쪽으로 90° 돌린다. 천천히 숨을 내쉬면서 몸통을 왼쪽으로 기울여 왼손으로 왼쪽 무릎을 잡고 오른팔은 천장을 향해 수직으로 뻗어 올린다. 고개를 돌려 오른손 끝을 쳐다본다.

3. 고르게 두세 번 숨쉬며 숨을 내쉴 때마다 손을 위로 뻗으며 다리에 힘을 준다. 천천히 몸을 가운데로 일으켜 세운 뒤 반대편으로 한다.

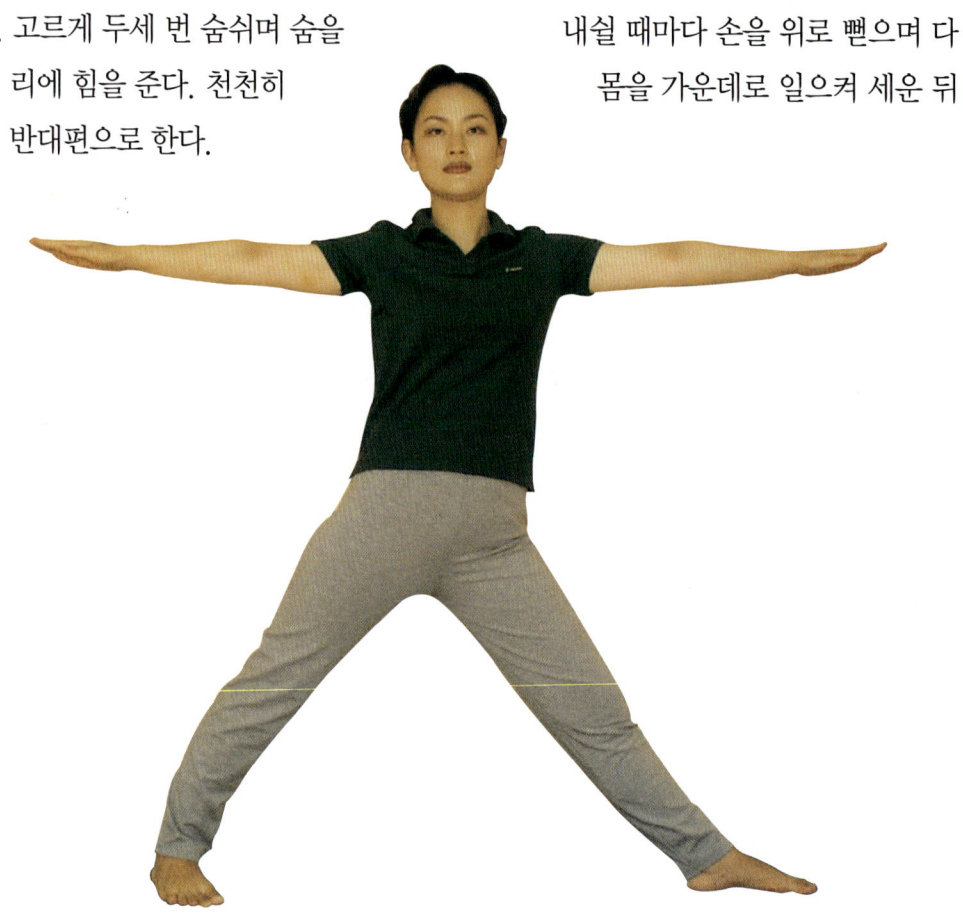

⊕ 효과

- 허벅지, 무릎, 발목을 튼튼하게 하여 각선미를 가꾸면서도 하체의 힘을 길러 육아에 필요한 체력과 에너지를 만든다.
- 골반, 엉덩이, 척추, 목, 어깨를 교정해주므로 산후에 몸매를 가꾸기에 아주 좋다.
- 아직까지 남아있는 허리, 엉덩이, 허벅지의 군살을 없앤다.

⚠ 주의

- 몸통이 앞으로 숙여지지 않도록 주의하며 두 무릎을 편다.

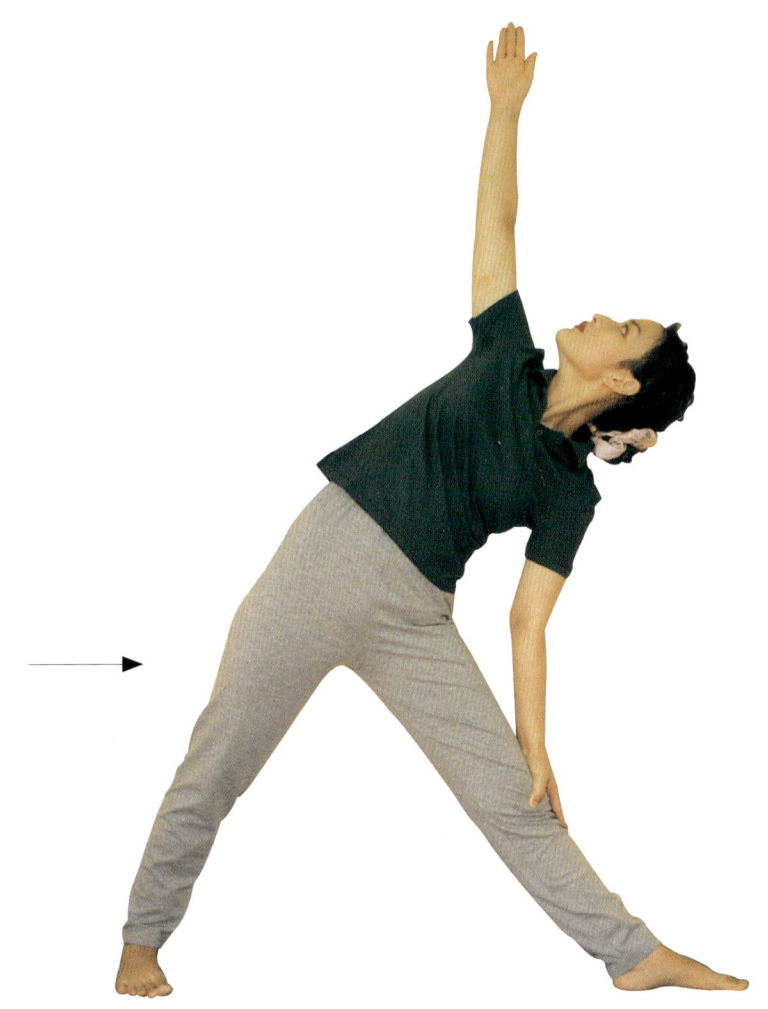

8 움직이는 영웅 자세 I

방법 Method

1. 두 발을 어깨넓이의 2배로 벌린다. 이 때 두 발이 11자가 되게 하며 두 팔을 머리 위로 올려 손바닥이 서로 마주 보게 하여 가능한 팔꿈치를 귀 옆에 붙인다.

2. 오른발을 안으로 15°, 왼발을 바깥쪽으로 90° 돌린다. 몸통을 왼쪽으로 돌린다. 숨을 내쉬면서 왼쪽 무릎을 90°로 구부리며 손을 위로 뻗는다. 이 때 뒤에 있는 오른무릎을 편 채로 있어야 한다. 호흡에 맞춰서 무릎을 구부렸다 폈다를 3~5번 되풀이한다.

3. 천천히 왼쪽 무릎을 펴고 몸통을 앞으로 돌려 정면을 바라본다. 왼발, 그 다음 오른발을 정면으로 돌린 뒤 팔을 내린다. 반대방향으로 한다.

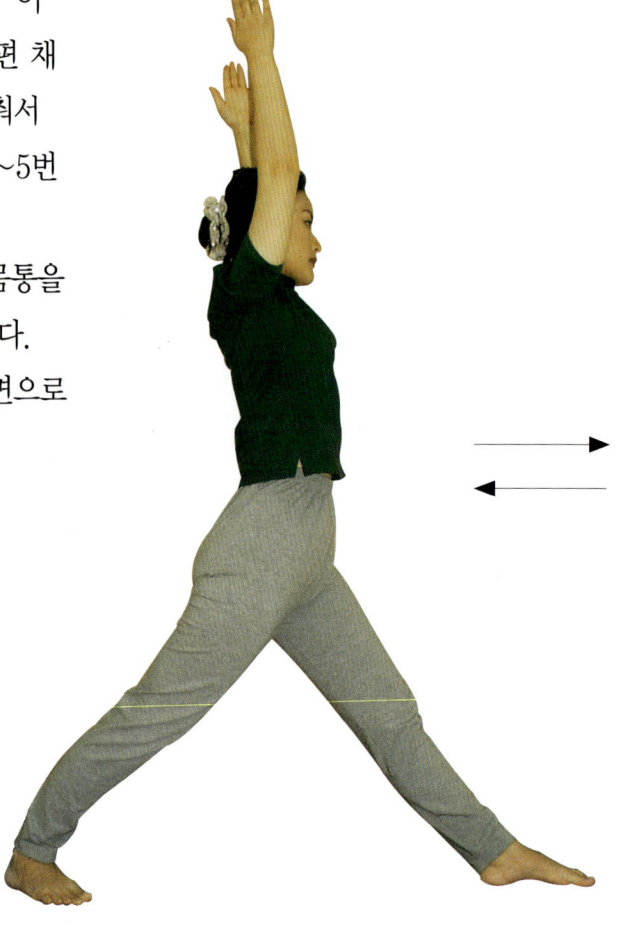

효과 ⊕

- 어깨와 가슴, 등 윗부분의 피로를 풀어 경직된 근육을 부드럽게 풀어준다.
- 가슴을 확장시켜 숨쉬기를 편하게 해주며 심장의 혈액순환을 돕는다.
- 갑상선과 부갑상선의 조화를 맞추므로 산후 호르몬의 균형을 조절한다.
- 골반의 위치를 바로 잡아 엉덩이와 허벅지로 연결되는 곡선을 아름답게 가꾼다.
- 정신적으로 진정한 영웅(英雄)의 자신감, 정의감, 용기, 의지, 활력을 심어준다.

주의 !

- 고혈압이 있거나 현기증이 나면 이 자세를 피하고 숨을 내쉴 때 힘을 준다.

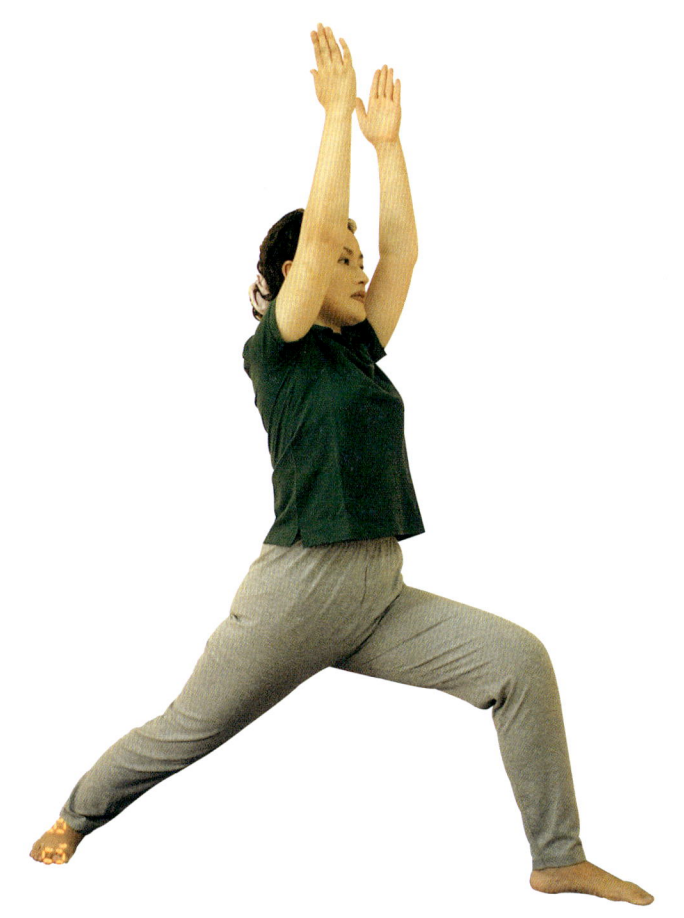

9 움직이는 영웅자세 II

➡ 방법

1. 두 발을 어깨넓이의 2배로 벌린다. 두 발이 11자가 되게 하며 두 팔을 어깨높이로 올려 옆으로 뻗는다.
2. 오른발을 안으로 15°, 왼발을 바깥쪽으로 90° 돌린다. 왼쪽 무릎을 90° 구부리며 고개를 왼쪽으로 돌려 왼손 끝을 바라보며 동시에 천천히 숨을 내쉬면서 팔과 다리에 힘을 줘서 뻗는다. 이 때 뒤에 있는 오른쪽 무릎을 편 채로 있어야 한다. 숨을 마시면서 왼쪽 무릎을 세운다. 호흡에 맞춰서 무릎을 구부렸다 폈다를 3~5번 되풀이한다.

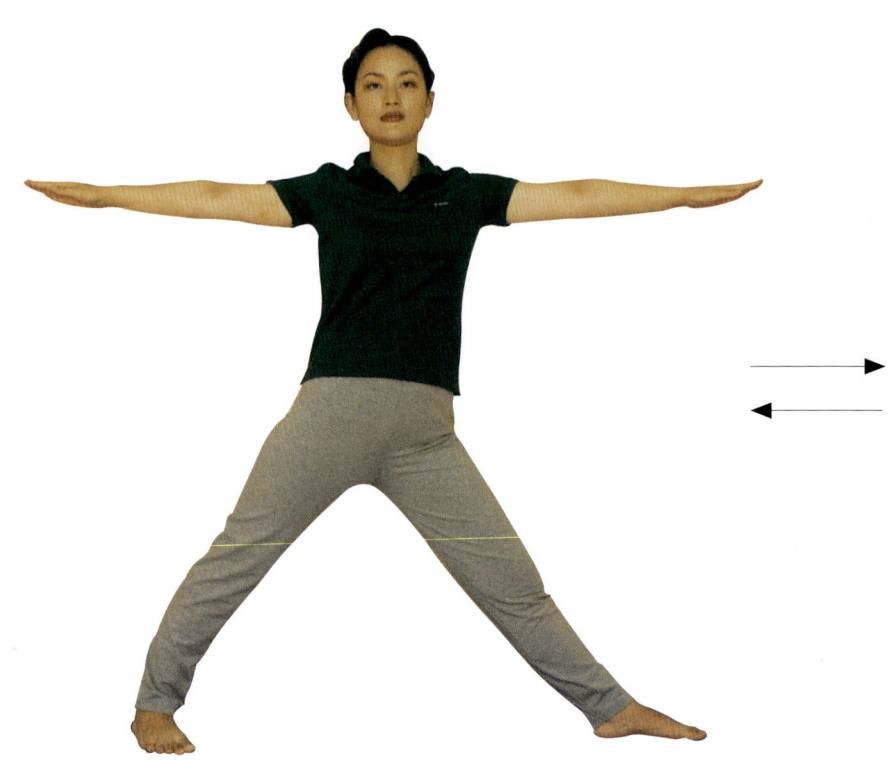

3. 천천히 무릎을 세우고 얼굴, 왼발, 오른발의 순서로 가운데로 돌려 정면을 바라 본다. 반대방향으로 한다.

Effect
⊕ 효과

- 골반의 위치를 바로 잡아주며 특히 발목을 강화시켜주고 허벅지와 다리 전체가 날렵해진다.
- 등, 어깨, 팔의 근육이 유연해지고 탄력성을 회복한다.
- 강인한 정신력과 자신감을 기를 수 있다.

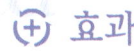

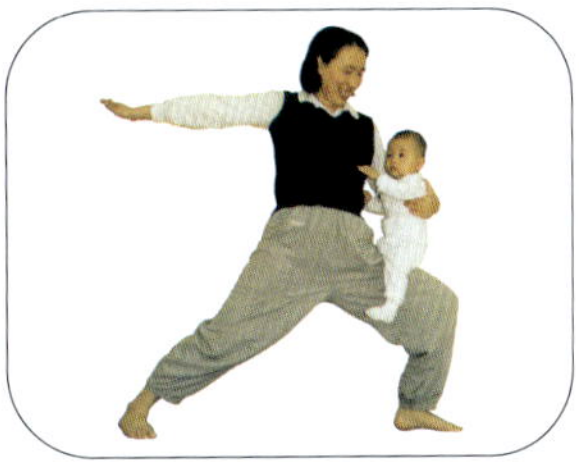

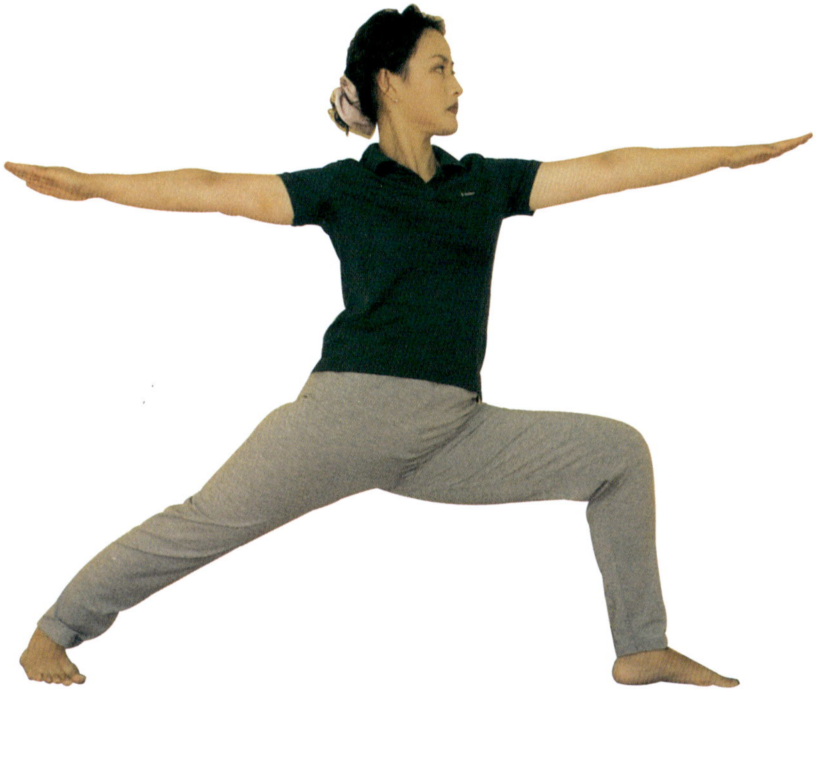

10 악어자세

🔄 방법 Method

1. 등을 대고 눕는다. 두 팔을 어깨높이로 옆으로 벌려 손바닥을 바닥에 댄다.
2. 숨을 마시면서 천천히 왼쪽 다리를 90°로 들어올린 다음, 내쉬면서 오른쪽 바닥에 닿을 듯 말 듯할 때까지 넘긴다. 강도를 높이려면 고개를 왼쪽으로 돌린다. 무릎과 발뒤꿈치를 편 상태에서 고르게 두세 번 숨쉰다.
3. 숨을 마시면서 천천히 왼쪽 다리를 다시 수직으로 세우고 내쉬면서 다리를 내린다. 반대방향으로 하고 나서 교대로 여러 번한다.

➕ 효과 Effect

- 척추의 유연성을 회복하며 등과 배의 근육을 튼튼하게 하므로 뱃살을 빼고 허리, 엉덩이, 옆구리를 날씬하게 만든다.
- 간장과 쓸개를 자극하여 몸 속의 노폐물을 효과적으로 배출한다.
- 골반을 다시 좁히며 자궁수축을 돕는다.

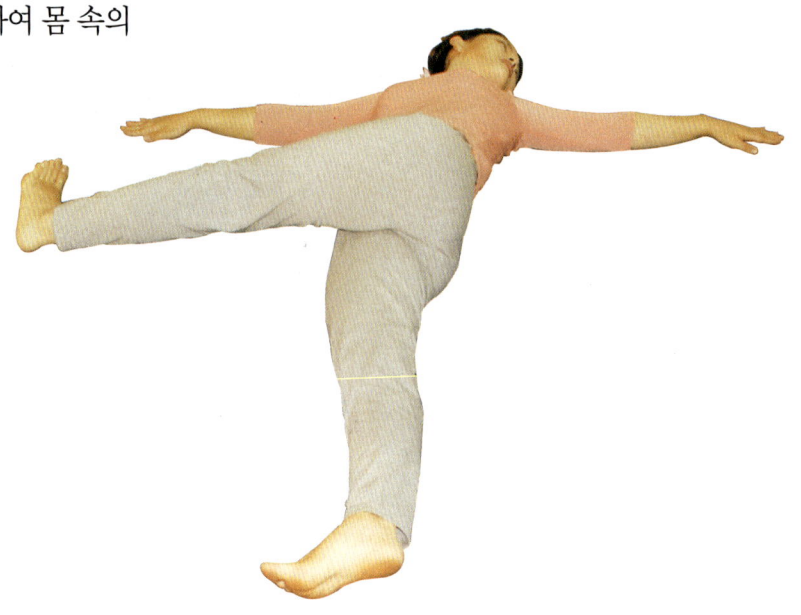

쟁기 자세 11

방법

1. 머리 가까이 의자를 두고 등을 대고 눕는다. 두 다리를 모으고 손바닥을 몸 옆 바닥에 붙인다. 숨을 마시면서 두 다리를 들어올려 머리 너머로 보낸다. 손바닥으로 등허리를 받친다.
2. 발을 머리 위쪽 의자바닥에 내려놓고 고르게 숨쉬며 15~30초 그대로 있는다.
3. 손바닥을 바닥에 대고 엉덩이를 천천히 바닥으로 내린다. 무릎을 구부려 완전휴식자세 I 로 몸을 이완한다.

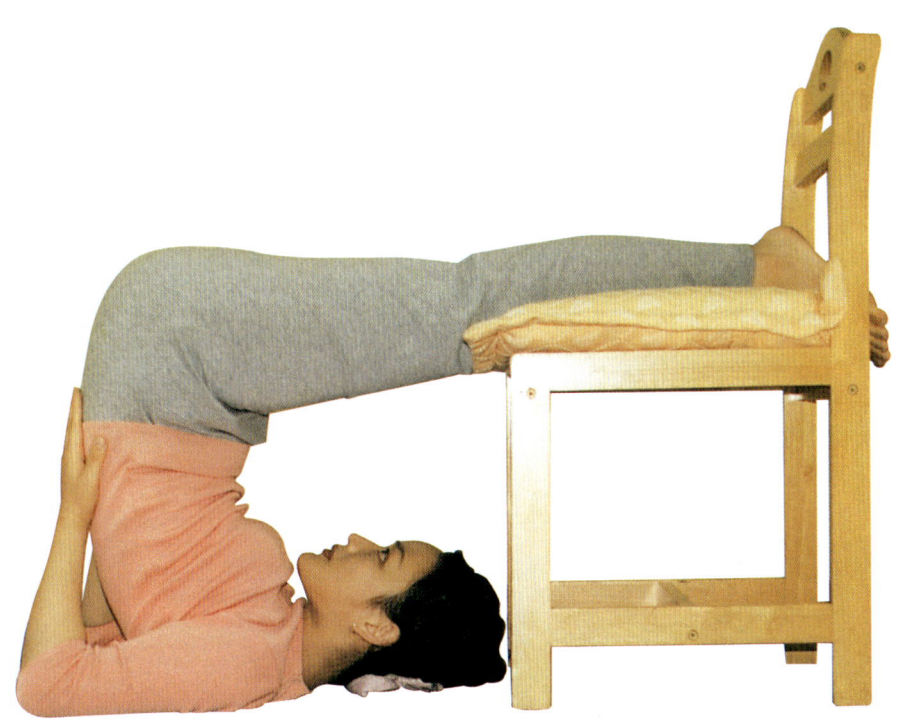

⊕ 효과

- 임신으로 인해 늘어나고 눌려있던 여러 골반기관을 위로 끌어올려 제자리를 잡아주므로 산후회복을 촉진시키고 몸매를 회복시킨다.
- 평소에 잘 안쓰는 허벅지 뒷근육을 늘여서 다리의 균형을 잡아 각선미를 가꾼다.
- 척추전체의 근육과 인대를 이완시켜 신경을 부드럽게 맛사지한다.
- 모든 내장기관, 특히 대장, 비장, 간을 정상적으로 기능하게 한다.
- 정서를 안정시키고 인내심과 침착성을 기른다.

ⓘ 주의

- 자세를 하는 동안 머리를 움직이지 않는다.
- 만약 목에 통증이 느껴지거나 목관절이 약한 경우에는 전문지도자와 상담 후에 수련한다.

12 반(半)어깨로 서기

방법

1. 쟁기자세에서 시작할 수 있다. 두 손으로 허리와 엉덩이 사이를 단단히 받친 상태에서 천천히 두 다리를 위로 들어올린다. 이 때 몸통은 바닥에서 약 70°의 각도를 이루게 하고 두 발을 모아 약간 앞으로 기울여 머리 위에 오게 한다.
2. 힘들면 무릎을 약간 구부려도 된다. 몸의 에너지 흐름에 의식을 집중하며 긴장을 풀고 천천히 고르게 숨쉰다.
3. 두 다리를 머리 뒤로 넘겨 쟁기자세로 돌아온 뒤에 자세를 푼다. 완전휴식자세 Ⅱ로 이완한다.

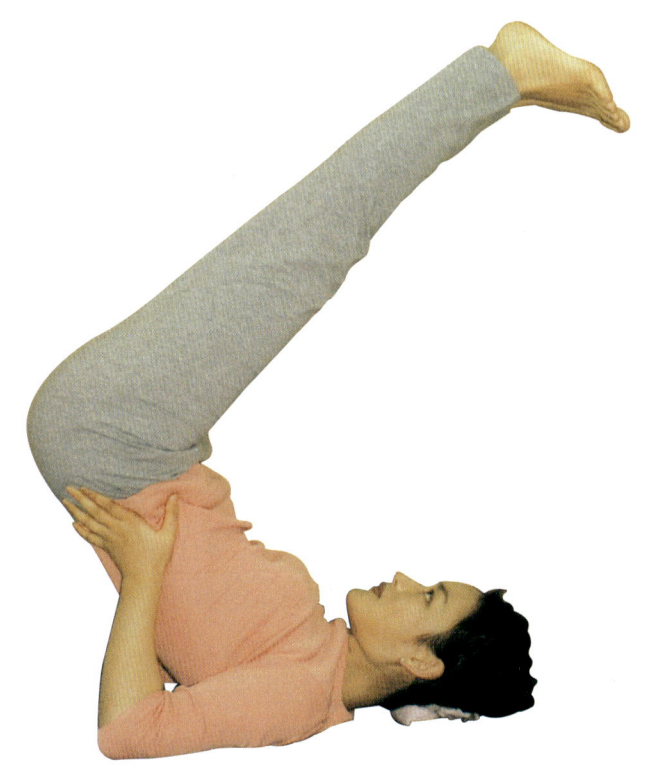

⊕ 효과

- 거꾸로 하는 자세는 직립하는 몸의 일반적인 상태를 뒤바꿈으로서 인체에 역동적인 변화를 준다. 그래서 특히 복부의 내장기관전체를 정화하는 효과가 있다.
- 다리가 심장보다 높아지므로 심장으로의 혈액순환이 활발해져서 피로회복에 좋고 부기를 뺀다.
- 소화불량, 변비, 월경불순, 무월경, 정맥류, 골다공증, 다이어트 등에 뛰어난 효과가 있어 여성에게는 더욱 좋다.

ⓘ 주의

- 어깨로 서기를 하기 힘든 경우에 할 수 있다.
- 자세를 하는 동안 머리를 움직이지 않는다.
- 만약 목에 통증이 느껴지거나 목관절이 약한 경우에는 전문지도자와 상담 후에 수련한다.

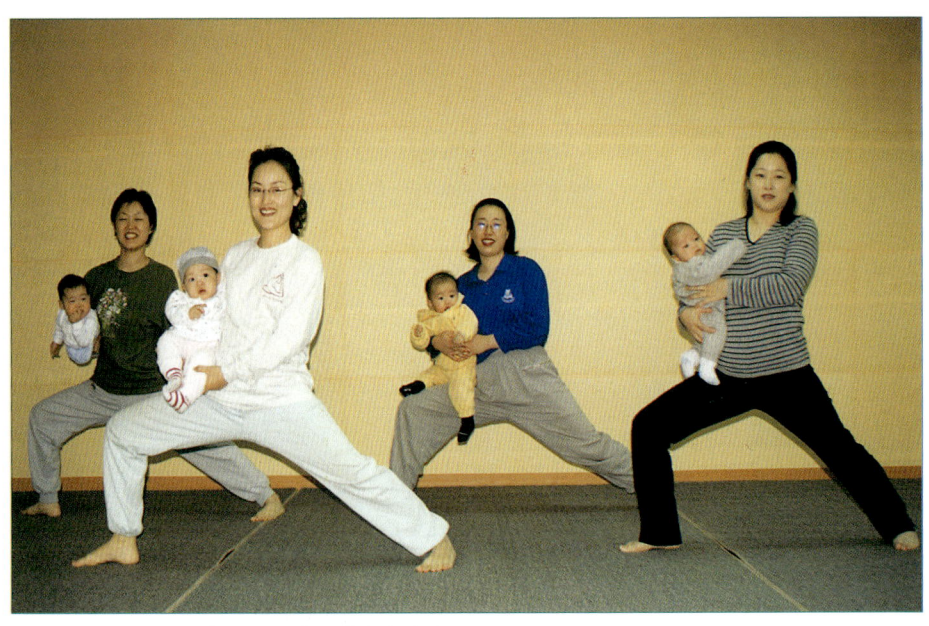

아기랑 즐겁게 산후요가를 하고 있는 새내기 엄마들

4 백일~6개월의 산후 요가

　개인적인 차이가 있겠지만 이제부터는 몸매를 가다듬고 힘을 기르며 에너지를 회복하기 위한 **본격적인 수련을 시작**할 수 있습니다.

　이 때까지 앞에서 제시한 수련내용을 꾸준히 수련해왔다면 어느 정도 요가에 익숙해진 것은 물론 어느 정도 체력도 길러졌을 것입니다. 여건이 되면 지금부터는 한번에 30분~50분씩 매일 수련할 수 있도록 노력하시기 바랍니다.

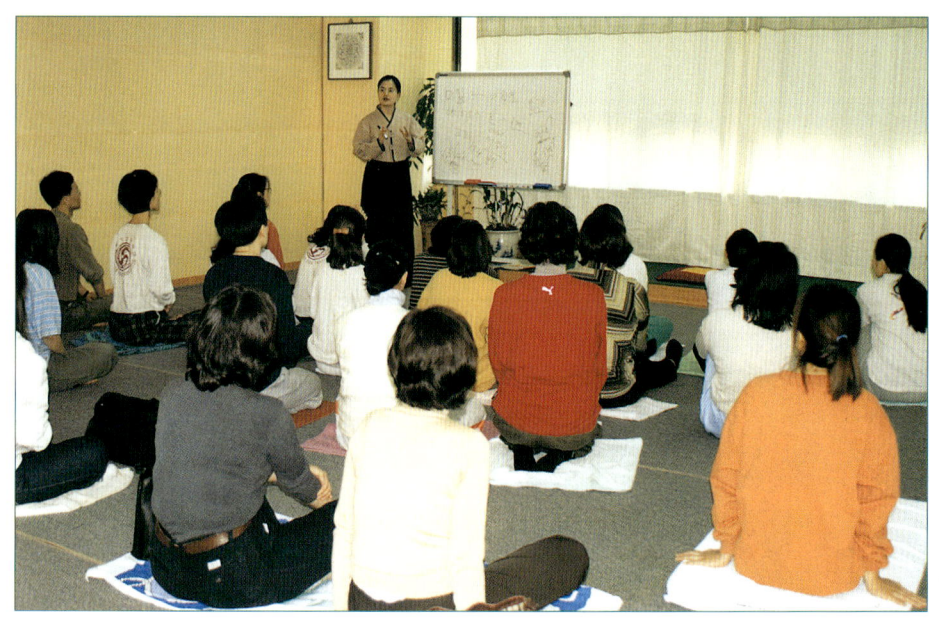

산전산후요가 강의를 열심히 듣는 임산부 부부들

1 앉은 비틀기 자세

➡ 방법 Method

1. 두 다리를 앞으로 뻗어서 앉은 뒤 왼쪽 무릎을 구부려 세운다. 왼손을 왼쪽 무릎의 안쪽을 감싸며 바깥으로, 오른손을 허리 뒤로 감싸서 두 손을 잡는다.
2. 숨을 마시면서 허리를 세우고 오른쪽으로 뒤돌아보며 몸통을 비튼다. 서너 번 고르게 숨쉬며 내쉴 때마다 조금씩 더 비튼다. 천천히 가운데로 돌아와서 호흡을 안정시킨 뒤 반대쪽으로 한다.

⊕ 효과 Effect

- 간장과 쓸개, 비장과 위장의 조화를 맞추며 장운동을 촉진시켜 허리와 배의 군살을 없앤다.
- 목과 어깨의 통증이 사라지고 요통, 좌골신경통에도 좋다.

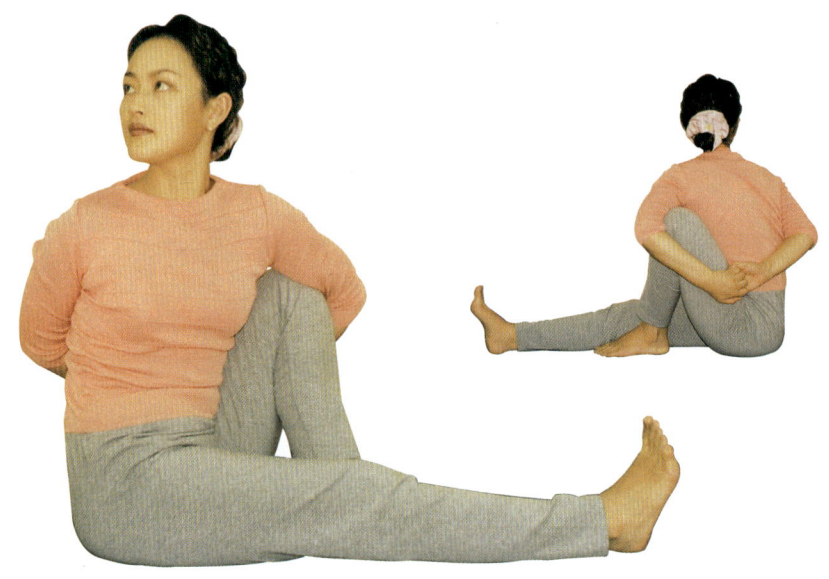

쉬운 두 다리 악어자세 2

Method 방법

1. 등을 대고 누워 두 팔을 옆으로 벌리고 두 다리를 모은다. 숨을 마시면서 무릎을 구부려 가슴 가까이 가져온다.
2. 숨을 내쉬면서 구부린 두 다리와 무릎이 왼쪽 바닥에 닿을 듯 말 듯하게 내린다. 강도를 높이려면 고개를 돌려 오른쪽을 바라본다. 서너 번 숨을 깊게 마시고 내쉬며 그대로 있다가 숨을 마시면서 가운데로 돌아온다. 반대쪽으로 한다. 가능하면 여러 번 되풀이한다.

Effect 효과

- 복부내장 전체의 조화를 이루며 특히 간장, 쓸개, 비장, 위장을 튼튼하게 만든다.
- 허리힘을 기르며 허리와 아랫배의 체지방을 없앤다.
- 넓어진 골반을 좁히므로 산모에게 아주 좋다.
- 인내력과 지구력을 길러준다.

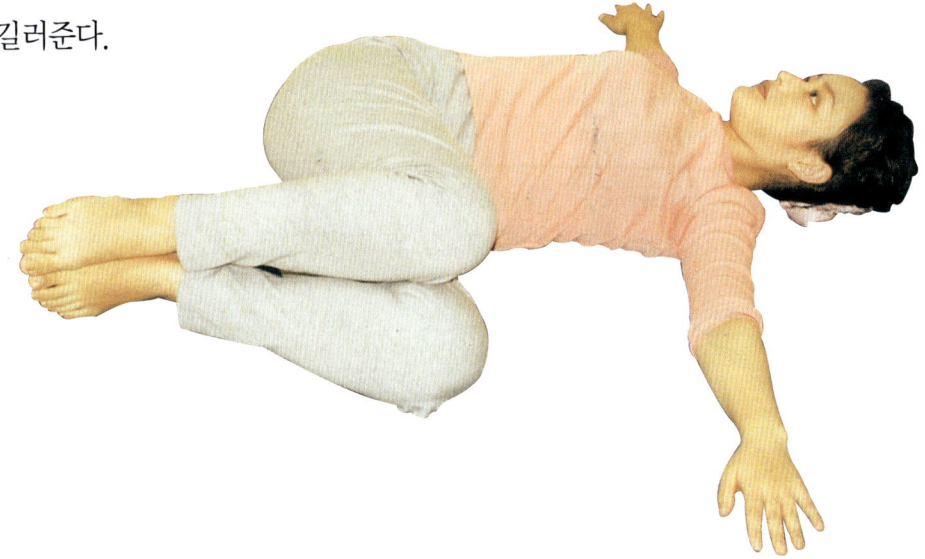

3 영웅 자세 I

방법 Method

1. 이번에는 무릎을 움직이지 않는 정적(靜的)인 자세이다. 앞에서(166~167쪽) 설명한 것과 같이 자세를 취한다. 이번에는 구부린 무릎을 움직이지 말고 그 자세를 유지하면서 숨을 내쉴 때마다 뒤에 있는 오른쪽 다리와 두 팔을 늘인다. 호흡에 맞춰 3~5번 쭉 늘인다.
2. 천천히 왼쪽 무릎을 세운 뒤 상체, 왼발, 오른발의 순서로 천천히 가운데로 돌려 정면을 바라본다. 반대방향으로 한다.
3. 아기를 안고 하려면 아기를 무릎을 구부린 쪽의 허벅지 위에 앉힌다. 중심을 잘 잡아 아기를 안정되게 잡는다.

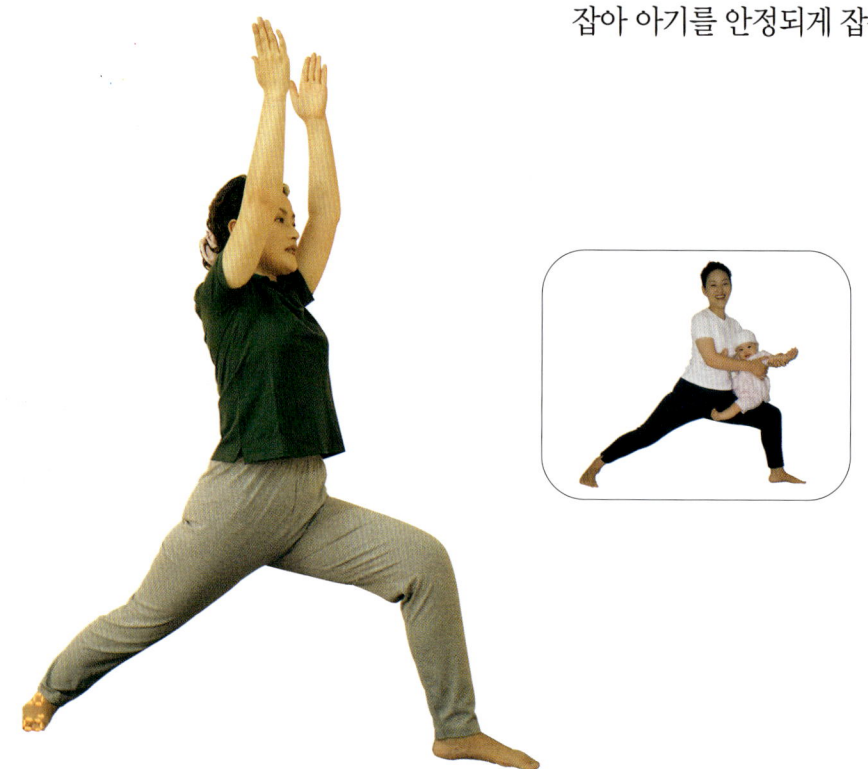

영웅자세 II 4

Method 방법 ⊖

1. 이번에는 무릎을 움직이지 않는 정적(靜的)인 자세이다. 앞에서(168~169쪽) 설명한 대로 자세를 취한다.
2. 3~5번 고르게 숨쉬며 내쉴 때마다 두 팔과 오른쪽 다리를 늘인다.
3. 천천히 무릎을 세우고 얼굴, 왼발, 오른발의 순서로 가운데로 돌려 정면을 바라본다. 반대방향으로 한다.

Effect 효과 ⊕

- 움직이는 영웅자세 II 의 효과를 모두 가지며 온몸에 활력과 에너지를 느낄 수 있으며 인내심을 길러준다.

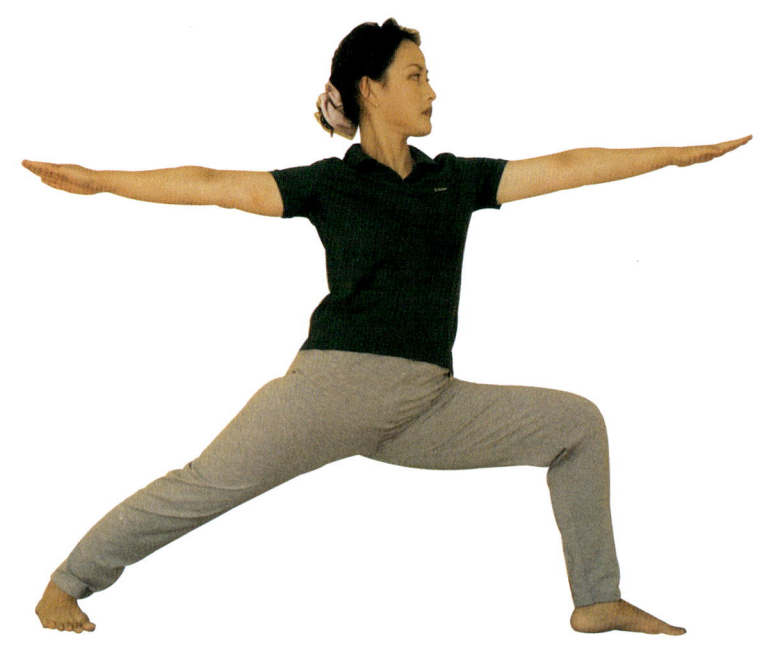

5 비튼 삼각자세

🔄 방법 Method

1. 두 발을 11자로 나란하게 어깨넓이의 2배로 벌린다. 두 팔을 어깨높이로 올려 옆으로 뻗는다.
2. 손바닥이 천장을 향하게 하여 가슴을 펴서 숨을 들이마신다.
3. 숨을 내쉬면서 왼쪽으로 몸통을 돌려 오른손으로 왼쪽 정강이를 잡고 왼팔을 위로 뻗는다. 두 팔이 바닥에서 수직이 되어야 한다. 고개를 돌려 왼손가락 끝을 바라보며 두세 번 고르게 숨쉰다. 숨을 내쉴 때마다 무릎을 펴고 두 손을 각각 아래위로 뻗어 늘인다.
4. 숨을 마시면서 천천히 상체를 세워 일으킨다. 팔을 내리고 호흡을 안정시킨 다음 반대방향으로 되풀이한다.

➕ 효과 Effect

- 산후에 흐트러진 척추와 골반의 위치를 바로 잡아 요통이나 좌골신경통에 좋다.
- 엉덩이와 허리의 신경을 강화시키고 군살을 없앤다.
- 위장과 간장의 기능을 회복시키며 변비에도 좋다.
- 목과 어깨의 유연성을 기른다.

⚠️ 주의 Caution

- 자세를 하는 동안 무릎을 펴야 한다.
- 잘 되면 점점 발목을 잡는다.

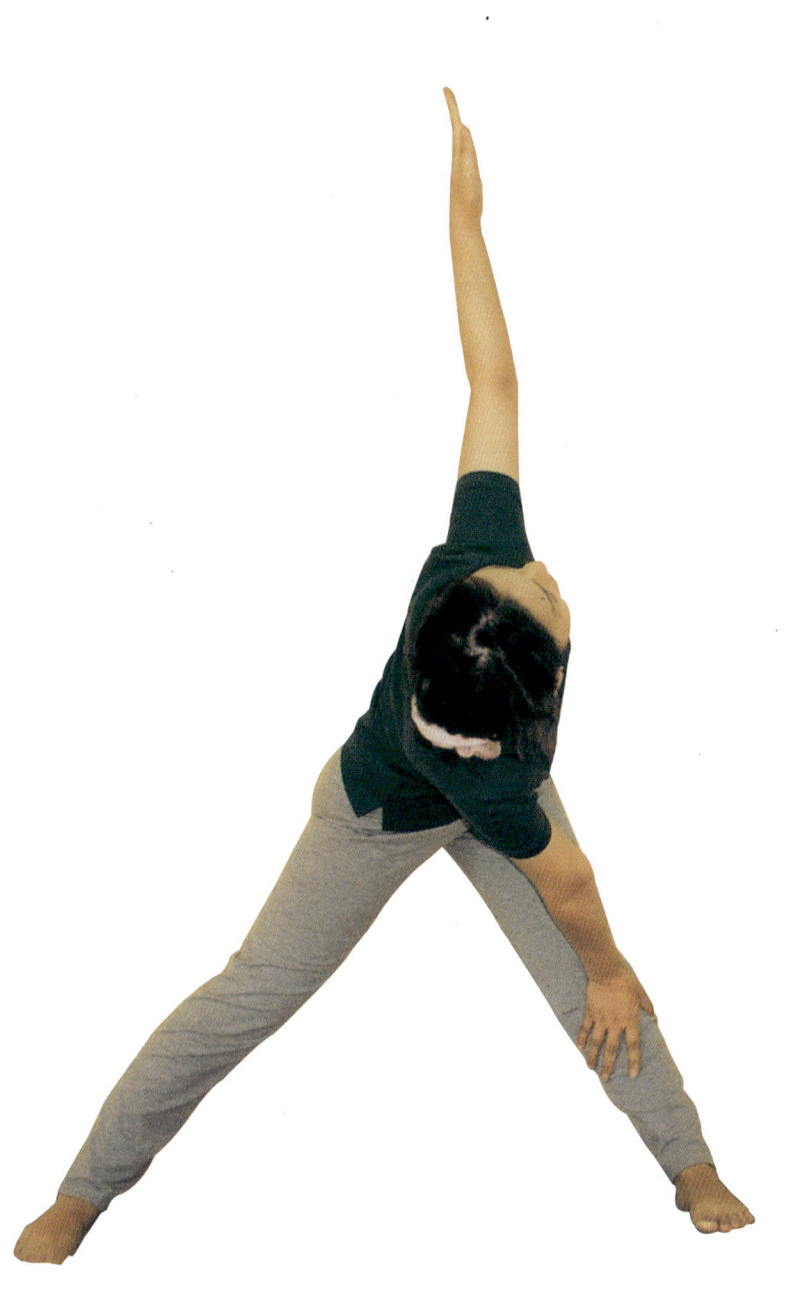

6 의자에 앉아서 비틀기

방법 Method

1. 의자 깊숙이 앉아 허리를 똑바로 세우고 두 다리를 모은다.
2. 숨을 내쉬면서 상체와 두 손을 오른쪽으로 돌려 의자 등받이를 잡는다. 고개를 자연스럽게 돌려 턱이 오른쪽 어깨에 오도록 한다. 숨을 내쉴 때마다 조금씩 몸통을 더 비튼다.
3. 천천히 가운데로 돌아와서 호흡을 안정시킨 뒤 반대쪽으로 한다.

효과 Effect

- 산후에 흐트러진 척추와 골반의 위치를 바로 잡아 요통에 좋다.
- 엉덩이와 허리의 신경을 강화시키고 뱃살을 뺀다.
- 목과 어깨의 긴장과 피로를 없앤다.
- 자궁이 정상크기로 돌아오는 것을 돕고 위장과 간장의 기능을 회복시키며 변비에도 좋다.

주의 Caution

- 강도를 높이려면 오른쪽 다리를 왼쪽 다리 위에 포개어 교차시킨 다음 오른쪽으로 비튼다.

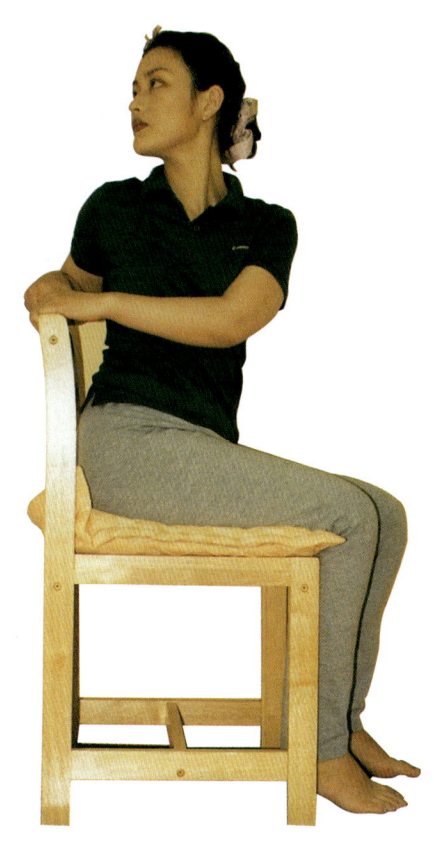

삼각자세 7

방법

1. 앞에서 설명한 쉬운 삼각자세(164쪽)와 같으나 이번에는 왼손으로 왼쪽 발목을 잡는다. 엉덩이에서부터 허리, 어깨, 등, 머리가 일직선에 놓여야 한다. 3~5번 숨을 고르게 쉬면서 호흡에 맞춰 내쉴 때마다 팔과 다리에 힘을 준다.
2. 천천히 몸을 가운데로 일으켜 세운다. 반대방향으로 한다.

효과

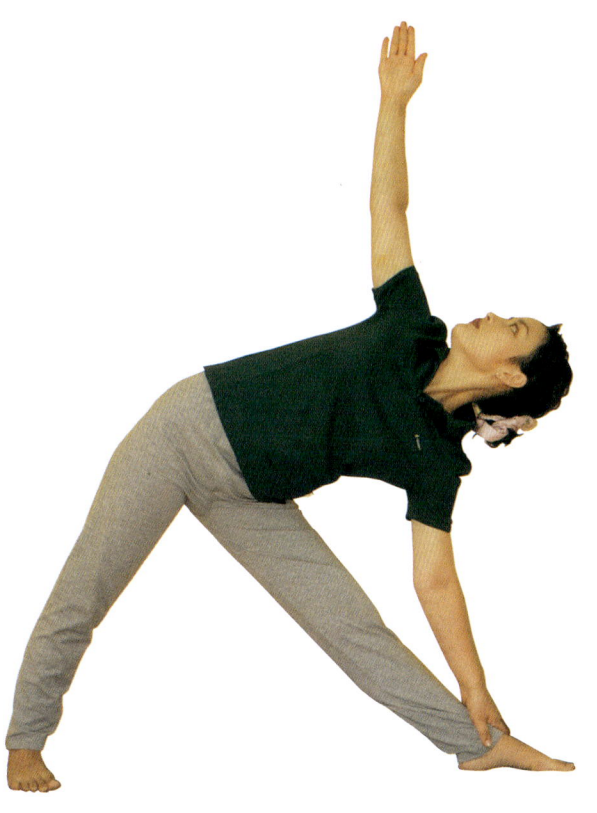

- 골반, 엉덩이, 척추, 목, 어깨를 교정해주므로 산후의 몸매가꾸기에 탁월하다.
- 허벅지, 무릎, 발목을 튼튼하게 하여 각선미를 가꾸면서도 육아에 필요한 체력과 에너지를 만든다.
- 아직까지 남아있는 허리, 엉덩이, 허벅지의 군살을 없앤다.

주의

- 몸통이 앞으로 숙여지지 않도록 주의하며 무릎을 편다.

8 어깨로 서기

방법 Method

1. 쟁기자세나 반어깨로 서기에서 시작할 수 있다. 두 팔꿈치의 간격을 더 좁혀서 두 손으로 등을 단단히 받친다.
2. 숨을 마시면서 두 다리의 무릎을 편 채로 천장을 향해 위로 들어올린다. 가능한 몸통과 다리가 바닥에서 수직이 되게 하여 발끝을 쳐다보며 깊고 고르게 숨쉬며 호흡에 의식을 집중한다.
3. 천천히 두 다리를 머리 뒤로 넘겨 쟁기자세로 돌아와서 자세를 풀고 완전휴식자세 Ⅰ이나 Ⅱ로 몸을 이완한다.

효과 Effect

- 요가자세의 여왕이라 불리는 만큼 인체의 모든 부위 특히, 내장기관과 내분비선, 소화기관에 아주 좋은 영향을 준다.
- 임신으로 인해 늘어나고 처진 여러 골반기관을 위로 끌어올려 제자리를 잡아준다.
- 월경불순, 무월경, 다이어트, 소화불량, 변비, 정맥류, 골다공증 등에 뛰어난 효과가 있어 여성에게는 더욱 좋다.
- 몸을 정화시키고 갑상선과 부갑상선의 원기를 회복시켜 젊음을 유지시킨다.
- 신경을 안정시켜 내면적인 깊이를 키운다.

주의 Caution

- 자세를 하는 동안 머리를 움직이지 않는다.
- 만약 목에 통증이 느껴지거나 목관절이 약한 경우에는 전문지도자와 상담 후에 수련한다.

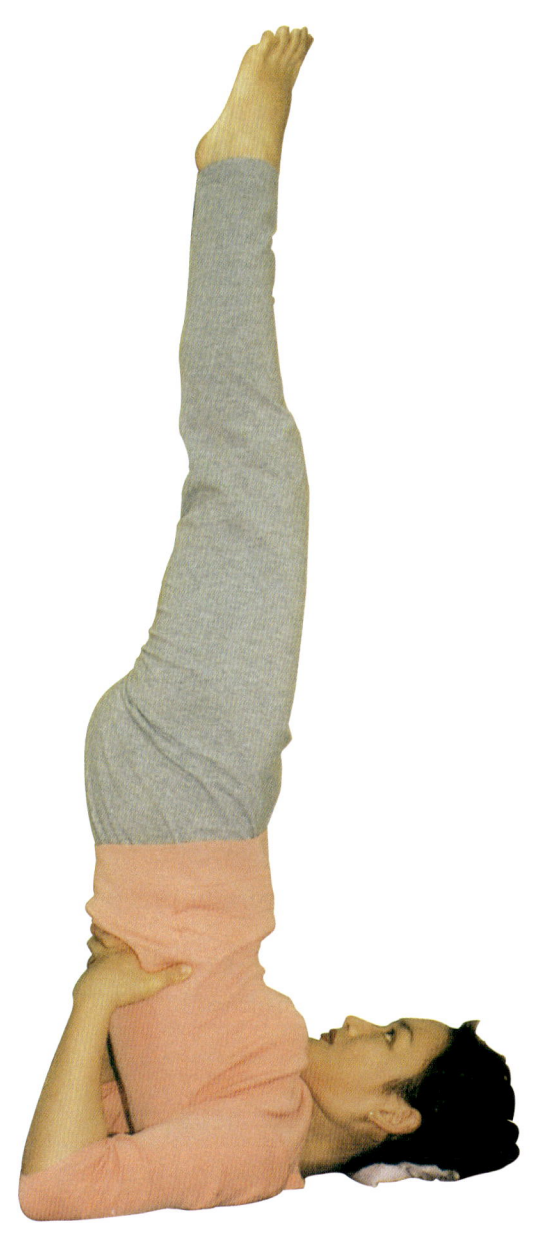

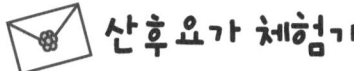 산후요가 체험기

거꾸로 선 아기를 자연분만하고 산후요가까지

송선미

요즘 난 행복하다. 사랑하는 내 딸이 있으므로.

엄마가 된다는 것, 또 아이를 임신하고 낳는다는 것, 그리고 그 아이가 건강하게 잘 자라주고 있다는 것. 평화롭게 자는 모습에서, 까르르 웃는 모습에서, 안아달라고 떼쓰는 모습에서 하루하루 자라는 것을 느낀다.

아이가 순하고 건강하게 잘 자라주는 것은 내가 임신했을 때 밝은 사고와 적당한 휴식을 하게 해준 요가 덕분이다. 처녀 때부터 시작했던 요가와의 인연으로 임신했어도 계속 운동을 하기로 했다. 왜냐하면 요가는 별 무리하지 않고도 정신과 몸을 건강하게 해주는 수련이니까.

결혼을 하여 임신을 하고 또 다행히 집 가까운 곳에 요가원이 있어 난 내가 열심히만 하면 된다고 생각했다. 하지만 마음과는 달리 자꾸 수련과 운동을 게을리하게 되었다. 다니는 날보다 안 다니는 날이 많았고, 7개월이 되자 몸무게가 일주일이 멀다하고 늘어났다. 옛 말에 아기는 작게 낳아 크게 키우라는 말도 있잖은가. 다시 요가를 시작했다. 몸이 가뿐해져 갔다. 몸무게도 일정했다. 이제 몇 달만 열심히 하면 된다고 생각했다. 그냥 하면 된다고.

그런데 정기검진일에 병원에 갔더니 아이가 거꾸로 있다는 것이다. 이대로 계속 간다면 수술을 해야 한다고. 그때부터 불안해지기 시작했다. 자연분만을 위해 열심히 수련하는데 그것이 수포로 돌아간다면….

그래서 원장님과 상의를 했다. 원장님께선 거꾸로 선 아기를 바로 돌릴 수 있는 운동법과 호흡법, 몸에 맞는 여러 가지 먹거리를 추천해 주시고 몸을 따뜻하게 하라는 당부를 하셨다. 그때 내가 할 수 있는 방법은 그냥 말씀해 주신대로 열심히 하는 것이었다. 그래서 항상 수련 시작 1시간 전에 먼저 가서 혼자서 수련했다. 수련 뒤에는 호흡법을 하고.

그런 후에 정기검진일에 병원에 갔더니 아이가 제 자리에 와 있단다. 기분이 좋았다. 수련을 열심히 한 보람이 있었다. 이제 남은 기간동안 꾸준히 하면 되는 거다 싶었다. 우리 신랑도 좋아했다. 요가를 한 보람이 있다고. 그렇게 운동을 열심히 하는 동안 예정일(5월 5일)이 다가왔다. 주변에서는 어린이날에 낳으라고 했지만 그게 어디 내 마음대로 되는 것인가.

5월 3일부터 배가 조금씩 아팠다. 이슬이 비치고 여러 가지 출산의 증상이 나타났다. 5월 4일 병원에 가니 의사 선생님이 아직 멀었단다. 그래서 집에서 골반 펴기, 허리돌리기를 비롯한 운동을 열심히 하면서 기다리기로 했다.

하지만 배가 점점 아파왔다. 밤에는 바로 누워 잠을 잘 수가 없을 정도였다. 출근해야 하는 신랑에게 방해될까봐 밖에 나와 허리돌리기 등 수련시간에 배운 여러 가지 진통이완동작을 해보았다. 조금 나아지는 듯하다가 진통은 계속 심해져 갔다.

그러기를 며칠, 드디어 5월 8일 아침에는 참을 수가 없었다. 신랑과 함께 오전 11시경 병원으로 향했다. 내진 결과 자궁문이 다 열렸다고 분만대기실로 가잔다. 간호사가 양수를 터뜨리고 여러 가지 조치를 했다.

난 호흡을 했다. 신기하게도 호흡은 저절로 되었다. 후후후~, 간호사가 잘 하고 있다며 격려해주었고 옆에서 남편도 도와주었다. 나중에는 호흡은 그만하고 힘을 주란다. 난 힘을 준다고 주는데 간호사는 제대로 주란다. 그러기

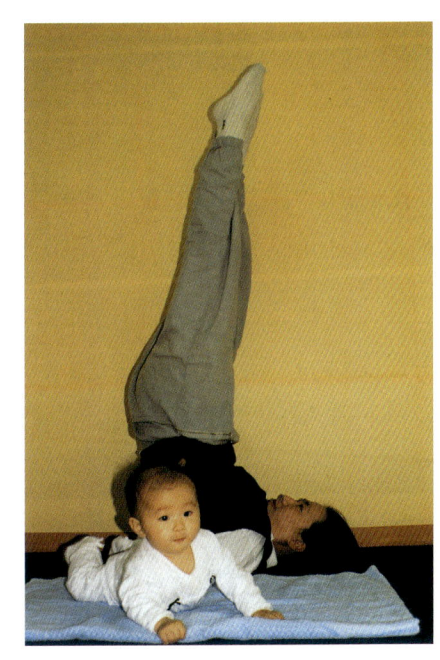

를 몇 번, 분만실로 들어갔다.

 그때는 아이를 빨리 보고 싶고 이 통증이 아니 그 시간들이 빨리 지나갔으면 했다. 힘 주기를 여러 번, 무엇인가가 쑥 하고 빠져나가는 느낌! 드디어 아이가 세상 밖으로 나왔다. 작은 목소리로 우는 아이. 걱정이 되어 물어보니 내가 힘을 제대로 못 주어서란다. 아이한테 미안했다. 연구원에서 힘 주는 동작을 조금 더 열심히 할 것을….

 여러 가지 처치를 하고 난 걸어서 분만실을 나왔다. 그런데 전날부터 밥을 하나로 먹지 못해 배가 너무나 고팠다. 병실에 있으니까 미역국과 밥이 나왔고 그걸 다 먹었다.

 "그래, 난 해냈다. 다들 하는 것처럼 나도 자연분만을 했다. 모든 것을 자연스럽게…."

 순리대로 하는 것이 이렇게 좋은 것일 줄 몰랐다. 그래서 요즘 난 행복하다. 임신하고 요가를 계속해서인지 우리 딸은 운동신경이 발달되고 같은 개월 수의 다른 아이보다 성장이 빠르다. 그리고 주위 분들이 똘망똘망하다고 말한다. 그런 말을 들으면 괜히 기분이 좋다.

 우리 신랑은 지금도 이야기한다. 내가 아이 하나는 잘 낳는다고. 하지만 그것이 어디 그냥 된 것인가. 요가와 여러 선생님이 도와주신 덕분이다.

 4개월이 지나면서 몸이 무거워지는 것 같아 이제 우리 딸과 산후요가를 시작해 보기로 마음을 먹었다. 움직임은 적어지고 아기에게 젖을 먹이느라 밤늦은 시간에도 먹는 것은 다 먹었기 때문이다. 허리는 허리대로 어깨는 어깨대로 아파서 모든 것이 다 나를 짜증스럽게 만들었다. 그러다 보니 아이가 조금만 칭얼대도 짜증이 나고 남편에게도 잘 해주지 못하게 되었다. 몸이 편해야 마음이 편안한 것을.

 요가수련을 계속 하고 싶었지만 아이를 맡길 곳이 없어 자꾸 망설여졌다. 그러다가 조금만 부지런하면 된다 싶어 새벽시간에 수련하기로 했다. 젖만 짜 놓으면 깨어 우는 아이는 남편이 먹이면 되니까. 남편도 내가 짜증이 늘어나자 수련을 다니는 게 좋겠다고 했다.

캄캄한 새벽시간 찬 공기를 마시면서 혼자 걷는 기분! 이 기분은 아는 사람만 알 것이다. 수련을 시작하면서 차츰 무거워졌던 몸도 가벼워지는 것 같았다. 또 하루를 일찍 시작하다 보니 생활에 여유가 생기고 더 알차졌다.

간혹 새벽시간에 수련을 하지 못하면 낮 시간에 딸아이를 데리고 간다. 혹시 다른 회원들한테 방해가 되지 않나 싶어 걱정했지만 아기는 뱃속에서부터 요가에 친숙한 탓인지 그리 심하게 보채지는 않는다. 물론 혼자 할 때보다는 집중력이 덜 하지만 말이다.

아이는 수련시간 동안에 허리돌리기나 팔돌리기처럼 큰 동작을 하면 자기 딴에는 신기한지 눈을 동그랗게 뜨고 쳐다본다. 또 수련할 때 쓰는 발판 색깔이 예뻐서인지 발판을 자꾸 입으로 가져가려 한다. 그렇게 수련하다가 아이가 칭얼대면 같이 하기도 한다. 그러다보면 한 시간의 수련시간은 후딱 지나간다.

딸아이와 어려서부터 같이 수련한다는 점에 마음이 뿌듯하고 상쾌하다. 아직은 어리지만 딸의 의식 속에 요가의 정신, 평화롭고 조화로운 의식이 배어들겠지. 게다가 지금도 효녀이고, 후훗.

수련을 마치고 돌아오는 시간은 몸도 마음도 가뿐하다. 혼자 수련하는 시간은 혼자여서 둘이 수련하는 시간은 또 둘이여서 좋다.

오늘도 난 마음이 바쁘다. 아이가 태어난 후부터는 어디 가려면 준비할 게 많기 때문이다. 그래도 너무 즐겁다. 나에게 순산의 기쁨을 준 요가를 하러 가니까.

송선미님 • 거꾸로 선 아기를 바로 돌리기 위해 하루에 2~3시간씩 수련하는 열정으로 서른 중반의 나이에 초산을 거뜬히 해냈습니다. 딸 가영이가 4개월이 다 되어갈 무렵부터 함께 즐겁게 산후요가를 수련하고 있습니다.

산후의 바르게 숨쉬기와 바르게 마음갖기: 요가호흡법과 명상법

1 스트레스를 없애고 활력을 되살리는 요가호흡법

산스크리트어로 요가의 호흡법을 프라나야마(pranayama)라고 하는데, 이것은 '프라나+야마'입니다. 프라나란 이미 앞에서 설명했듯이 우주에 널리 퍼져있는 생명 에너지, 생명력이며 야마란 길이, 늘림, 팽창, 조절, 통제, 삼가다(禁)는 뜻입니다. 그러니 프라나야마란 생명력을 길게 늘리고 조절하는 수련입니다. 그래서 호흡법을 수련하면 마시고 내쉬는 숨을 조절함으로써 자신의 생명력을 스스로 조절하고 통제하는 힘을 키울 수 있지요.

태아는 엄마 뱃속에서 탯줄을 통해 숨쉬고 자궁을 나오는 순간부터는 코를 통해 스스로 숨쉬지요. 이처럼 우리는 살아있는 한 언제 어디서나 무엇을 하건 숨을 쉽니다만 대부분의 사람들은 평생 자기 폐활량의 1/5분도 채 사용하지 않는다고 해요. 요가호흡법은 기본적으로 어떻게 숨쉬는 것이 바른 방법인지를 우리에게 알려주며 호흡능력을 키워준답니다.

화가 나거나 흥분하거나 초조할 때 사람들은 대개 숨이 거칠어지고 얼굴이 벌게지지요. 이는 스트레스 상황에 대처하기 위한 우리 몸의 자동방어작용입니다. 스트레스를 받으면 아드레날린(adrenaline)이 분비되고 이 아드레날린은 교감신경(sympathetic nerves)의 작용을 활발하게 만들지요. 그러면 심장박동이 빨라지고 혈압이 올라가며 호흡이 얕아지며 빨라지고 소화력이 떨어지는 현상이 나타납니다.

이럴 때 심호흡을 하면 조금이나마 떨리는 마음이 진정되고 차분해지는 것을 경험했을 거예요. 심호흡을 하면 교감신경의 작용을 억제하는 부교감신경(parasympathetic nerves)의 작용이 활발해지므로 긴장이 풀리고 휴식과 이완으로 에너지를 저장하고 회복시킵니다. 이처럼 호흡과 신경체계는 밀접한 관계를 가지고 있습니다.

앞에서 세 가지 중요한 나디에 관하여 설명하였는데, 이 나디와 호흡과 신경은 서로 밀접한 관계를 가지고 있습니다. 핀갈라 나디는 해(日)의 뜨거운 에너지(陽氣)가 흐르는 통로이므로 '황갈색의 통로'라 부르며 몸을 덥히는 작용을 합니다. 의학적으로 교감신경 및 들숨과 관련이 있습니다.

이다 나디는 달(月)의 차가운 에너지(陰氣)와 관련이 있어 낮동안의 열기를 시원하게 식혀준다는 의미에서 '편안한 통로'라고 부릅니다. 의학적으로 부교감신경 및 날숨과 관련이 있습니다.

이 두 나디가 음양의 조화를 이루어 가운데의 수슘나 나디로 에너지가 관통하면 정신적이며 영적인 각성을 이루게 됩니다. 그래서 수슘나는 '가장 자비로운 통로, 가장 편안한 통로, 최상의 통로'라는 뜻입니다.

호흡조절을 통해 우리가 매일 부딪치게 되는 많은 스트레스에 대해 스스로 조절하고 안정시킬 수 있다면 얼마나 건강하고 활기차게 생활할 수 있을까요? 휴식과 이완을 위한 여러 자세, 호흡, 명상을 제대로 익혀서 수련하면 누구나 에너지를 재충전하고 보존함은 물론 면역성과 자연치유력을 높여 건강과 젊음을 누릴 수 있습니다.

요가의 최고경전인 「요가 수트라(Yoga Sutra)」에 따르면 요가의 수련단계에서 요가자세(아사나)를 충분히 수련한 다음에 호흡법(프라나야마)에 들어가도록 권합니다. 요가자세를 하면 허파의 섬유조직과 늑간근육(intercostal muscles)에 탄력성을 주어 호흡법이 더 잘 되고 신경기관을 깨끗하고 맑게 하여 호흡법을 통하여 얻은 에너지(기)의 흐름을 원활하게 만들기 때문입니다.

특히 요가호흡법을 통하여 바르게 숨쉬는 방법을 올바로 익히면 호흡을 주관하는 허파와 순환계에 직접적인 영향을 주어 자신이 가지고 있는 잠재적인 호흡과 순환능력을 향상시킬 수 있습니다. 그래서 몸 속의 이산화탄소, 피로의 원인

물질인 젖산, 암모니아 등의 노폐물과 독소를 효율적으로 배출시킬 수 있습니다. 폐의 순환능력이 커지면 다른 내장기관과 피부의 체액순환 및 혈액순환도 활발해지는 것은 당연하지요. 또한 신경과 뇌에 깨끗한 피와 산소를 풍부하게 공급하여 신경체계를 안정시켜 마음의 평정을 유지하는데 좋아 명상수련을 위한 토양을 닦을 수 있습니다.

산후에 요가의 호흡법을 수련하기 전에 앞에서 설명한 여러 가지 휴식자세를 미리하면 근육과 관절이 부드러워지고 마음이 안정되므로 호흡수련을 하기가 한결 좋습니다. 거친 호흡을 완전히 안정시킨 뒤에 아래의 내용을 참고하여 호흡법을 구체적으로 연습하시기 바랍니다.

- 호흡법은 효과가 큰만큼 잘못된 방법으로 연습하면 위험합니다. 그러므로 반드시 올바른 수행의 정도(正道)를 가는 전문지도자의 가르침에 따라 자신의 몸과 정서적인 상태에 맞춰 수련하시기 바랍니다.
- 가능한 같은 시간과 같은 장소에서 규칙적으로 수련하는 것이 좋습니다.
- 산후에 호흡법과 명상을 수련하기 좋은 자세는 완전휴식자세 Ⅰ과 Ⅱ, 책상다리로 앉기, 금강자세 등이 있습니다. 각자의 몸이 회복되는 속도가 다르니 이 가운데 어떤 자세로 앉든 몸이 편안해야 합니다. 앉을 때는 가능한 엉덩이에서부터 허리, 목, 머리끝까지 척추전체를 똑바로 세웁니다.
- 산후에 처음 요가를 수련하는 초보자는 모든 호흡법을 연습할 때 억지로 숨을 참거나 무리하지 말고 자연스럽게 해야 합니다.

 참고

- 신경 : 사람의 신경체계는 뇌와 척수로 구성된 중추신경계와 여기에서 뻗어나와 각 오장육부와 신체말단으로 연결되는 말초신경계로 나눌 수 있습니다. 말초신경계는 다시 뇌신경, 척수신경, 자율신경으로 나뉘며 자율신경은 서로 길항작용(拮抗作用)을 하는 교감신경과 부교감신경으로 이루어집니다.
- 아드레날린(adrenaline) : 부신(adrenal gland)의 수질(髓質)에서 분비되는 아드레날린은 교감신경을 흥분시켜 혈당치, 심박동, 대사율을 높입니다. 이 아드레날린이 지나치게 많이 분비되면 고혈압을 일으킬 수 있습니다.
- 늑간근육(intercostal muscles) : 갈비뼈 사이의 근육을 말합니다. 숨을 들이마시면 늑간근육이 늘어나서 허파가 부푸는 것을 돕습니다.

고른호흡 I 1

Method 방법

1. 완전휴식자세 I 로 누워서 긴장을 푼다. 어깨의 힘을 빼고 두 손을 배 위에 포개어 놓는다.
2. 아랫배에 의식을 집중하여 코로 숨을 천천히 깊게 들이마시면 자연스레 배가 나올 것이다. 천천히 숨을 내쉬면서 포갠 두 손으로 배를 부드럽게 내리누른다. 5~10번 천천히 고르게 숨쉰다.
3. 가능하면 아스위니 무드라(119쪽)를 함께 한다.

Effect 효과

- 몸속에 기(프라나)와 산소를 증가시켜 저항력을 높이므로 산후조리기간에 생길 수 있는 감염을 예방하며 회복을 촉진시킨다.
- 복부의 근육에 탄력을 되찾아주고 자궁퇴축을 도와 배를 집어넣는다.
- 활력이 생겨 기분이 안정되며 상쾌해진다.

Caution 주의

- 산후회복을 위한 기본호흡법으로 삼칠일에 수련한다.

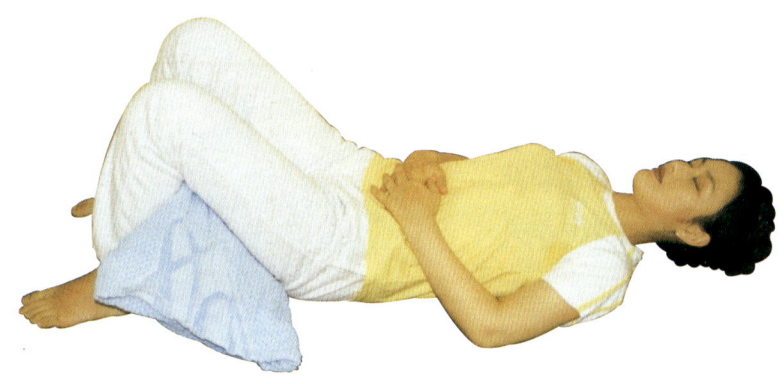

2 고른호흡 II

➡ 방법

1. 엉덩이 밑에 방석을 깔고 책상다리로 앉는다. 벽에 등을 기대어 가능한 엉덩이에서부터 머리 끝까지 바닥에서 수직이 되도록 허리를 똑바로 세운다. 두 손을 포개어 아랫배에 갖다댄다. 자신의 상태에 따라 무리하지 않는 범위에서 연꽃자세로 앉아서 해도 된다.

2. 아랫배에 의식을 집중하여 코로 숨을 천천히 깊게 들이마시면 자연스레 배가 나올 것이다. 천천히 숨을 내쉬면서 포갠 두 손으로 배를 부드럽게 내리누른다. 억지로 길게 숨쉬려 하거나 배를 지나치게 힘껏 누르지 말고 자연스럽고 부드럽게 해야 한다. 5~10번 천천히 고르게 숨쉰다.

3. 가능하면 아스위니 무드라를 함께 한다. 숨을 내쉴 때 회음부를 같이 조이고 내쉴 때 힘을 뺀다. 힘들면 등을 대고 누워 완전 휴식자세 II로 이완한다.

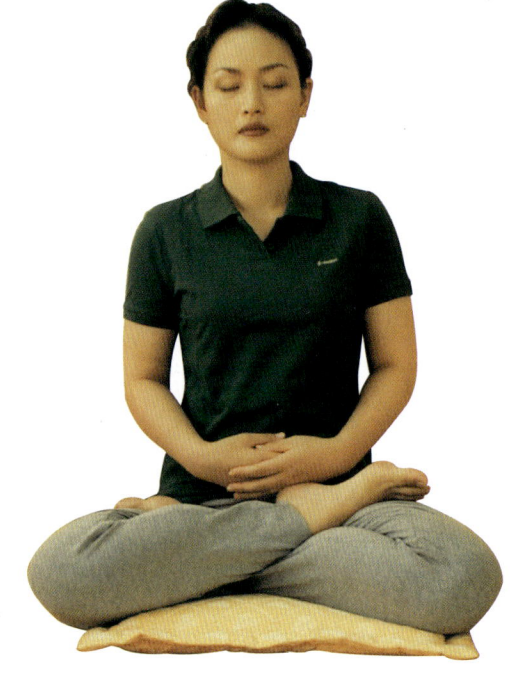

➕ 효과

- 고른호흡 I 과 같다.

⚠ 주의

- 몸상태에 따라 삼칠일의 중간 부분부터 시작하여 계속 수련할 수 있다.

교호호흡 3

Method 방법

1. 책상다리로 앉거나 무릎을 꿇고 앉는다. 가장 편안한 자세를 선택하여 가능한 등과 허리를 똑바로 세운다. 왼손을 가볍게 무릎 위에 올려놓는다.
2. 오른손의 두번째와 세번째 손가락을 살짝 구부려 오른손 엄지로 오른쪽 콧구멍을 막고 왼쪽 콧구멍을 통해 천천히 숨을 들이마시며 고개를 살며시 들어 위를 본다.
3. 숨을 다 마셨으면 네번째 손가락으로 왼쪽 콧구멍을 막고 엄지를 떼고 오른쪽 콧구멍으로 숨을 내쉰다. 숨을 내쉬는 동안에 천천히 고개를 숙여 바닥을 본다. 이와 같은 방법으로 천천히 10번 되풀이한 뒤에 손을 바꿔서 같은 방법으로 되풀이한다. 다 끝나면 완전휴식자세를 한다.

Effect 효과

- 에너지 통로(nadi)를 정화(sodhana)시키는 호흡법이라는 이름에서 알 수 있듯이 모든 에너지 통로와 신경체계를 청소하고 정화시키므로 자연진정제 역할을 한다. 따라서 마음이 고요해지고 맑아지며 집중력도 높아지므로 산후에 감정기복이 심할 때에 특히 좋다.
- 다른 호흡법보다 기(프라나) 몸속 깊이 스며들어 활기를 불어넣는다.
- 혈압을 비롯해 몸과 마음의 음양의 기운을 조화롭게 맞춘다.

⚠️ 주의

- 일반적으로 들숨과 날숨의 길이를 특정한 비율로 하는데, 개인에 따라 다르므로 전문지도자의 점검을 받아 자신의 상태에 맞는 비율로 수련하면 더욱 효과적이다.
- 가능한 숨소리를 내지말고 부드럽게 한다.
- 남편이나 가족이 방법을 읽어주며 함께 할 수 있다.

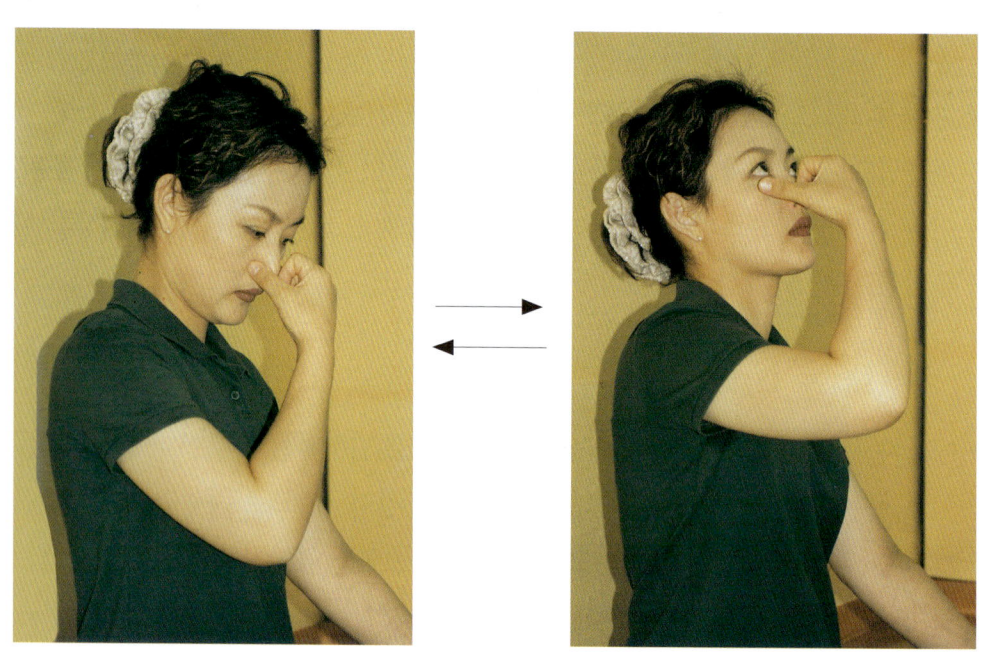

풀무호흡 4

방법 →

1. 가장 편안한 자세를 선택하여 가능한 등과 허리를 똑바로 세운다. 어깨의 힘을 빼고 팔을 뻗어서 두 손을 무릎 위에 각각 올려놓고 심호흡을 몇 번하여 안정한다.
2. 여러 번 짧고 강하게 코로 숨을 쉬면서 의식적으로 배를 들쑥날쑥하게 움직인다. 숨을 마실 때 배가 나오고 내쉴 때 배가 들어간다. 그런 뒤 재빨리 입과 코를 통하여 숨을 모두 내보낸다. 이것이 한 번의 과정이며 이를 몇 번 되풀이한다.
3. 고른호흡으로 이어지거나 완전휴식자세를 한다.

효과 ⊕

- 위장기능과 소화력이 좋아진다.
- 허파, 간장, 쓸개, 비장의 기능을 활성화시키며 몸속의 독소와 노폐물을 짧은 시간에 효율적으로 배출한다.
- 복부근육을 활성화시켜 배를 도로 집어넣는다.

주의 ⓘ

- 백일이 끝날 무렵부터 전문지도자의 지도를 받으며 수련한다.
- 강력한 호흡법이므로 어지럽거나 숨이 가쁘면 멈추고 휴식한다.

2 새내기 엄마를 위한 명상

　요가의 성인 파탄잘리(Patanjali)는 「요가 수트라(Yoga Sutra)」에서 요가의 궁극적인 목적이 생각을 멈추는 것이라고 했습니다. 경전에 따르면 이 말의 의미는 '이리저리 날뛰는 야생마처럼 이랬다 저랬다하는 마음의 동요를 없애는 것'이지요. 요가는 이 야생마를 길들이는 뛰어난 방법입니다.

　요가의 수련체계를 크게 세 단계로 볼 때 이를 위한 기본토대가 되는 것이 바로 몸을 갈고 닦는 바르게 움직이기(요가자세)와 스스로 호흡을 조절하고 통제하여 신경을 안정시키는 바르게 숨쉬기(요가호흡법)입니다.

　이 두 가지의 수련이 어느 정도 발전하면 요가의 명상으로 나아가지요. 본격적인 요가명상의 첫 번째 단계가 이 생각 저 생각에 산만해지는 정신과 마음을 가라앉혀 하나의 대상에 초점을 맞추는 집중(dharana)입니다. 집중은 더높은 단계의 명상으로 나아가기 위한 전제조건이자 출발점이지요.

　요즘 전지구적으로 안고 있는 환경파괴와 폭발직전의 물질주의와 폭력성으로부터 인류를 구해낼 수 있는 여러 화두(話頭) 가운데 하나가 모성애(母性愛)입니다. '여자는 연약하다. 그러나 어머니는 강하다' 라는 말처럼이요. 이것은 여성이 태생적으로 갖는 생명탄생의 힘과 정서, 그리고 임신출산의 경험을 통해 얻는 그 이전보다 훨씬 풍부한 감성과 강인한 이성을 믿기 때문이지요. 이로써 자신의 영적인 삶을 추구함은 물론, 아기와 남편의 미래, 가문의 미래, 나아가 국가와 인류의 미래를 준비하는 사명을 다 해야 합니다.

　그러기 위해서는 먼저 자기 자신을 깊이 들여다보는 것이 필요합니다. 스스로에게 진실하게 묻고 답하며 어머니로서 부모로서 다시 태어나는 과정이 필요한 것이지요. 이러한 정신적인 준비는 임신 전부터 시작하는 것이 바람직하지만 지금부터라도 늦지 않았으니 명상을 통하여 부부가 함께 준비하시기 바랍니다.

　현대사회는 너무나 외부지향적이며 물질우위에 길들여져 있기에 언제나 남과 비교하며 경쟁해야 합니다. 그래서 마음이 초조하고 불안하며 때론 성취했다 싶지만 공허하여 종잡을 수 없지요. 이제 아기를 키우고 교육해야 하는 부모의 입장에서 지금까지 우리가 해왔던 것처럼 내 자식만 잘 나면 된다는 오늘날의 대세에 무엇을 준비해야 할까요? 서로가 실패라는 것을 다 알면서도 그 물결에 떠밀려가야 할까요?

명상을 통하여 나의 의식이 무한하게 성장하여 인생과 우주의 원리를 꿰뚫어 볼 수 있는 혜안(慧眼)을 기르고 그것을 한결같이 실천하는 것만이 해결책을 보여줄 것입니다. 또한 그것은 영적인 자아를 발전시키는 중요한 밑거름이지요. 스승으로부터 명상을 체험해보지 않은 사람에게 말로 설명하는 것은 장님이 코끼리를 만지듯 사실 무의미하다고 배웠습니다. 그렇기에 명상은 수행자의 자질을 갖추고 양심적인 전문지도자에게서 배우는 것이 안전합니다. 초보자는 만트라(mantra)를 통한 소리명상과 한점에 집중하는 명상부터 시작하는 것이 좋아요.

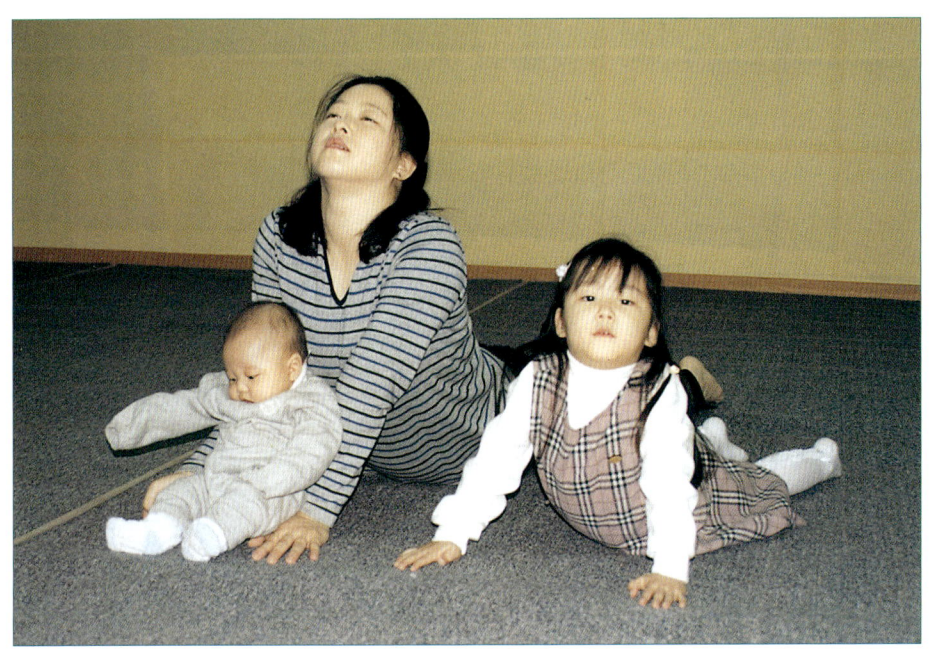

건강하고 행복한 요가가족

1 소리명상

만트라(mantra)란 '소리로 표현되어진 생각이나 의향(意向)'이란 뜻으로 계획, 기도, 암송, 진언(眞言)으로 번역된다. 만트라는 초자연적인 음소(音素) 또는 음절(音節)로서 각 만트라는 고유한 파장과 에너지를 가진다.

가장 대표적인 만트라인 옴(aum)은 우주의 시작-과정-끝 또는 생명의 탄생-삶-죽음의 세 과정을 모두 포함하는 성스러운 소리이다. 만트라는 자신이 내는 소리에 주의집중할 수 있으므로 초보자와 집중력이 떨어지는 사람에게는 매우 유용하며 중요하다. 아침이나 저녁에 일정한 시간에 하면 더욱 좋다.

Method 방법

1. 편안한 자세로 앉아서 두 손을 아랫배에 포개거나 가슴 앞에 마주붙인다.
2. 호흡이 안정되면 천천히 숨을 들이마신 뒤 내쉴 때 가능한 천천히 '옴' 소리를 낸다. 소리의 크기는 별로 중요하지 않고 대신 뱃속에서부터 소리의 진동이 온몸으로 퍼져나가는 느낌으로 소리를 낸다. 초보자는 숨이 고르게 유지되는 동안 계속한다.

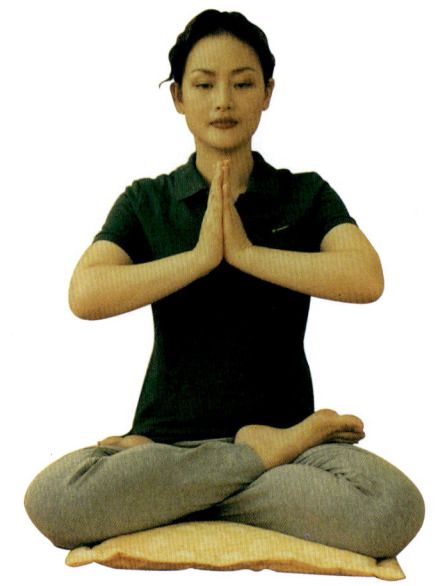

Effect 효과

- 에너지를 재충전시키고 활력을 샘솟게 하여 머리가 맑아지고 집중력이 좋아진다.
- 허파의 기능과 음성이 좋아진다.

한점에 집중하기 2

Method 방법 ㈀

벽을 마주 보고 약 1m 떨어진 곳에 편안한 자세로 앉는다. 미리 종이에 동전크기의 점을 하나 찍어서 시선이 약 15° 아래로 향하도록 벽에 붙인다. 고르게 숨쉬며 가능한 움직임을 없애고 그대로 한 점만 바라보며 정신을 집중한다.

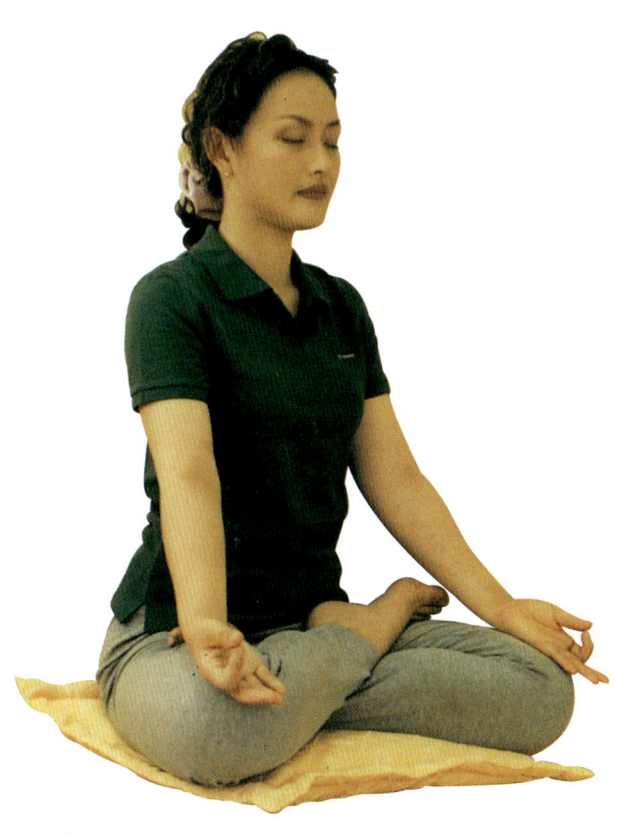

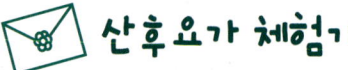 산후요가 체험기

진통을 미리 나누어준 요가

이영희

　희령이는 지난 5월 1일, 음력으로는 4월 초파일, 부처님 오신 날에 태어났습니다. 예정일을 아흐레나 넘기고 태어난 것이, 아마도 부처님 오신 날에 맞추어서 '오시려고' 한 것인가 하고 웃습니다.

　소중한 것은 잃고 나서야 그 소중함을 알고 애통해하는 것이 머리 나쁜 보통사람들의 일인 것 같습니다. 사오년 전부터 조금씩 '소리'에 대한 감각이 약해지고 있었습니다. 응? 하면서 꼭 한번씩 되묻게 되고, 귀먹었냐? 라는 핀잔을 자주 들으면서도 그리 걱정하지는 않았습니다. 병원에 가서 치료하면 될 거라고 생각했던 거지요.

　미루고 미루다 찾아간 병원에서 청력검사를 하고 진료와 상담을 하면서 얼마나 크게 상심했는지 모릅니다. 막연히 좋아질 거라고 생각했던 제 기대는 산산이 깨지고 '방법이 없다. 더 이상 나빠지지 않도록 노력하는 수밖에…' 라는 의사선생님의 말씀을 들으면서 눈물을 참았습니다.

　그리고 나서, 드디어 내 '몸'에 대해 관심을 가지게 되었습니다. 그 전에도 몸 움직이는 것을 좋아해서 산에 오르고, 엠티비를 타고, 수영, 달리기 등등을 즐겼는데, 그건 그냥 즐긴 것이지 내 몸 혹은 건강에 대한 관심과는 달랐습니다. 서양의학이라는 것이 원래 국부적인 치료에 급급하는 것이니 그리 이야기하는 것입니다.

　귀만 떼어내서 생각할 것이 아니라, 내 몸 전체를 건강하게 만들어 기운을 북돋운다면 분명히 내 귀도 당연히 건강해질 거라는 생각을 하기 시작했습니다. 도인술에 대한 관심, 자연건강법, 섭생에 대한 고려, 기공도 시작했습니다. 그러다가 드디어! 요가에 관심을 가지게 되었습니다.

　그런데 그때 마침 희령이가 제게 왔습니다. 희령이의 뱃속 이름은 '콩알'이었습니다. 입덧을 심하게 했었는데 초음파로 본 사진에서 희령이는 정말 콩알보다 작았습니다. 콩알만한 것이 엄마를 힘들게 한다고 신랑이 붙여준 이름입니다.

그 콩알이의 출현으로 요가는 어렵겠다하고 있던 참에 오랜만에 통화한 친한 친구가 임산부요가 프로그램에 관한 이야기를 해주었습니다. 한겨레신문사의 문화센터에서 임산부요가를 했는데 그 선생님들이 아주 전문적이라고 하면서 적극 추천을 했습니다. 아주 반가웠습니다. 게다가 그 요가연구원이 제가 살고있는 곳 근처에 있다니 인연이다 싶었지요.

담박에 홍익요가연구원 싸이트를 방문하고 연구원에도 가 보았습니다. 그리고 임신 안정기에 접어든 5개월부터 임산부수련시간에 수련을 하기 시작했습니다. 수련을 하면서 알게 된 사실인데 오늘날 세계에서 행해지는 모든 임산부를 위한 체조나 운동은 그 이름을 무엇이라 부르든 상관없이 요가를 바탕으로 하고 있다 합니다.

제가 직접 경험해 본 요가는 내 몸을 들여다보며 하는 스트레칭이었습니다. 호흡이나 명상보다는 우선 몸을 움직이고 쭉쭉 펴주는 일 자체가 몹시 즐거웠습니다. 첫 주에는 여기저기 쑤실 거라는 말씀을 들었는데 저는 그런 것도 없이 시원하고 재미있었습니다.

그래픽 디자인 일을 하고 있는데, 이 일이라는 것이 늘 정신적인 스트레스를 받는 것입니다. 그 때에 특히 일이 쌓이고 밀려 참 힘든 시기였기에 수련하는 그 시간 동안만은 다 잊고 몸도 마음도 이완의 상태로 들어갈 수 있었던 것이 참 좋았습니다. 솔직히 말하면 뱃속 아가에 대한 관심보다도 우선 내 몸을 이완시키고 있다는 즐거움에 집중하여 아사나를 했던 것 같습니다.

유난히 눈이 많이 왔던 지난 겨울은 1969년의 겨울만큼이나 눈이 많이 온 거라고 신문에서 이야기들을 했습니다. 그런데 바로 그 해가 제가 태어났던 해지요. 아마도 이 아이, 콩알이는 나와 여러 가지로 깊은 인연을 가지고 있는 거라는 생각을 해가면서 눈길을 밟아 요가연구원에 다녔습니다.

한 시간의 수련 외에도 걸어가는데 삼십 분쯤 걸리는 거리여서 왕복 한 시간을 더하면 꼬박 두 시간을 열심히 운동한 셈이라 살이 찔 새도 없었던 것 같습니다. 만삭이 되어서도 몸무게는 8kg밖에 늘지 않았었지요. 게다가 작업실 일이 무척 바빠서 늦게까지 일하는 날도 잦았던 탓에 등을 바닥에 누이는 시간은 잠잘 때와 수련중의 누워서 휴식하는 그 시간밖에 없는 날들을 보냈습니다.

별다른 임신트러블이 없었는데, 8개월째부터 꼬리뼈가 갑자기 아프기 시작했습니다. 아프기 전에는 역시 꼬리뼈가 그렇게 중요한 건지 몰랐었지요. 꼬리뼈가 아프니까 제대로 앉을 수도 없더군요. 수련도 제대로 할 수 없을 정도였습니다. 힘들었지만, 몸이 천천히 콩알이를 세상에 내놓기 위한 준비를 하고 있는 것으로 여겼습니다.

수련시간의 선생님 말씀 중에 '매일매일의 수련이 힘들지만 아기가 태어날 때의 산통(産痛)을 미리 조금씩 나누어 하는 것이라 생각하라' 는 그 말씀은 그때나 지금이나 참으로 수긍이 갑니다. 그 때 이후로 천천히 몸이 열리면서 수련을 통해 또 천천히 조금씩, 그리고 고통없이 열렸던 것이라는 생각이 듭니다. 희령이를 낳으면서 느꼈던 진통은 오로지 자궁이 수축되면서 아기를 밀어내는 그 힘에 따른 진통밖에 없었습니다.

보통 하늘이 두 쪽이 나야 아기가 나온다는 이야기들을 하십니다. 진통의 휴지기 없이 가만히 있어도 어깨가 들썩거리는 진통기를 지나야 아기가 나온다는 것이었습니다.

그런데 제가 경험했던 진통은 조금 달랐습니다. 뱃속의 아이, 드디어 태반내의 생활을 이제 마칠 때가 되었다고 여겨졌을 때 나올 준비를 끝내고 엄마에게 신호를 보내야 진통이 시작되는 것 같습니다. 희령이는 그 신호를 여드레나 늦게 보내왔는데, 정말 녀석은 만반의 준비를 다 하고 순서를 정확히 밟아 세상에 나왔던 것입니다.

출산의 징후를 느끼게 하는 미미한 진통이 드디어 찾아왔을 때는 두려우면서도 참 기뻤습니다. 영원할 것 같았던 임신기간이 드디어 끝난다는 즐거움과 도대체 어떻게 생겼을까 그리고 딸일까 아들일까도 영 궁금한 것이 녀석을 만난다는 기쁨이었습니다.

천천히 찾아온 진통은 역시 진행도 느릿느릿했습니다. 미미한 진통으로 하루

낮을 보내고, 저녁에는 비디오를 한편 빌려서 신랑과 같이 보았고, 수련시간에 했던 순서대로 천천히 요가의 동작들을 하면서 진통을 즐기고(?) 있었습니다. 잠이 올까 하는 생각을 하면서 잠자리에 들었는데 새벽녘에 좀 더 강한 진통을 느끼며 깨어났습니다.

몸을 씻고 아침밥을 든든히 먹은 후 날이 밝자 신랑을 깨워 함께 병원에 갔습니다. 아기 나오려면 한참 멀었다고 집으로 돌아가라고 하셨습니다. 너무 빨리 가면 병원에서 쫓겨난다는 연구원 선생님의 말씀과 여러 사람들의 경험담을 들었지만 제가 그렇게 될 줄은 몰랐지요. 어쨌든 좀 낭패스러워 하면서 무거운 가방을 들고 다시 집으로 돌아와 종일 집에서 진통을 했습니다.

돌이켜보면 낯선 병원보다 집에서 내 자리에서 아가를 생각하며 진통했던 그 시간이 더 편안했던 것 같습니다. 다시 해가 지고…. 더 이상 아프면 병원으로 가기가 힘들 것 같아 다시 가방을 들고 병원으로 갔습니다.

고통은 주기적으로 옵니다. 산통이 참 신기한 것은, 그렇게 아프다가도 물결처럼 진통이 지나가면 언제 그랬냐는 듯이 아무렇지도 않다는 거였습니다. 진통하면서 책을 읽었다는 얘기는 못 들었지만 저는 책을 읽고 싶었습니다. 몹시 재밌는 책을 읽으면서 견뎌보는 것이 좋을 것 같아 「해리포터」를 가지고 갔습니다.

그 책을 읽으면서, 또 곁에 있던 신랑과 동생과 노닥노닥 거리면서 휴지기를 보내고, 진통이 다시오면 고양이자세를 하거나 일어서서 신랑의 손을 잡고 다리를 폈다 굽혔다 하면서 호흡을 했습니다.

파도처럼 밀려왔다가 다시 쓸려나가는 진통을 그렇게 보내고 있었는데, 제 생각에는 절대 아이가 나올 정도의 진통은 아니라고 느껴졌습니다. 하늘이 두 쪽날 것 같이 아프지 않았거든요. 그래서 한참 멀었겠다 하고 있는데, 암만 이완을 하려고 해도 밑으로 힘이 주어지기 시작했습니다. 몸이 긴장을 해서 그런 거라 싶어서 이완! 이완!을 외치며 힘을 빼려고 노력했지만 잘 되질 않았습니다.

그런데 그게 아니더군요. 간호사들도 별 신경안쓰고 있던 그 틈에 아기의 정수리가 만져졌습니다. 세상에! 분만실에서는 수중분만을 준비하고 있었는데, 물에 발도 못담궈보고 대기실에서 벌써 아기가 머리를 들이밀고 있었던 겁니다. 간호사를 불렀더니 황망히 달려와서는 어쩔 줄 몰라하더군요.

그래서 간호사에게 '괜찮다. 수중분만 안해도 되니까 얼른 낳자' 라고 얘길했더니, 그제서야 일반 분만실로 가자고 합니다. 조심조심 걸어서 분만실에 가니, 의사선생님도 급히 전갈을 받고 내려오시더군요.

분만대에 올라 누워서 이제는 저절로 주어지는 이 힘을 참지 않고 자연스럽게 힘을 주어도 된다고 생각하니 오히려 기분이 좋았습니다. 거기서 정말이지 딱 한 번 힘을 줬더니 콩알이가 쏘옥, 나오더군요. 바로 왕~ 하고 울었는지, 좀 두리번거리다 울었는지는 잘 기억이 나질 않습니다.

어쨌든 의사선생님께서 제 가슴 위에 아이를 올려놓아주시고 안아 보라고 하셨습니다. 기분이 아주 묘했습니다. 누운 채로 아이를 안으며 정말 이 아이가 방금 전까지 내 뱃속에 들어있던 아이일까 싶어서 영 이상한 기분이었습니다. 조금 후에 아이와 저를 연결해 주던 탯줄을 신랑이 자르면서 희령이는 온전히 이 세상 사람이 되었습니다.

3.1kg의 그리 크지 않은 아이였습니다. 아흐레나 늦게 나오면서도 적당한 크기로 나온 것이 고마왔습니다. 목에 탯줄을 칭칭 감고 나와서 의사선생님이 '어떻게 이렇게 하고 있었니?' 하면서 한 소리하셨습니다.

어른들께서는 그걸 염주라고 한다는 것을 나중에 알았습니다. 목을 칭칭감고 있는 탯줄은 염주라고 여겨 불심이 깊은 아이라는 겁니다. 부처님 오신날에 태어난, 염주를 목에 걸고 태어난 우리 희령이는 그래서 부처님 얼굴을 닮은듯 평화로왔습니다.

여래라는 이름을 지어줄 생각까지 했었습니다. 암록색의 태변을 엉덩이에 달고 나왔던 희령이는 그날 하루 태변을 여섯 번이나 보았습니다. 엄마 뱃속에서 쌓아두었던 노폐물을 깨끗이 비우고 엄마젖을 빨 준비를 했던 겁니다.

건강한 아이를 건강하게 낳을 수 있었던 기억은 돌이켜보아도 참 행복합니다. 나중에 산후조리원에서 다른 아기엄마들과 이야기 나누며 더 잘 알 수 있었던 것이 앞에서도 얘기했던 '진통을 미리 나누어 조금씩 경험한다'는 그것이었습니다. 얼마나 많이 아팠던지 태어난 아기를 보고 싶지도 않았다는 얘기, 온몸이 부서지듯이 안아픈 데가 없어서 손가락 하나 까딱하기가 힘들어서 꼼짝도 못하고 누워서 진통하다가 결국은 수술을 하고 말았다는 얘기를 들었습니다.

그에 비해 저는 오로지 자궁수축의 진통밖에 느끼지 못했고 또 이 정도 아파서는 아기가 나오지 않을 거라는 생각을 하던 중에 아기가 나왔던 그 일은 임신기간동안 수련을 통해서 조금씩 고통을 나누고 있었던 때문이라는 생각을 합니다.

희령이를 잉태했던 그때부터 쭉 이 아이는 건강하고 나도 건강하므로 문제없이 잘 낳을 수 있을 거라는 생각을 했었습니다. 실제로 그렇게 되었고 지금도 희령이는 건강하게 잘 자라고 있습니다. 좀 더 수월하게 세상에 나오려고 좀 작은 듯하게 태어났지만, 태어나서부터는 정말이지 쑥쑥 튼실하게 잘 여물고 있습니다. 이제 백일도 지났으니 저도 어느 정도 몸이 회복된 상태라 다시 요가연구원에 나가 수련을 할 생각을 하고 있습니다.

아마도 지금 제게 제일 문제인 귀의 상태도 수련을 통해 건강하게 몸을 북돋우면 점차 좋아질 거라는 믿음을 가지고 다시 시작하려고 합니다. 희령이도 물론 데리고 가야할 텐데, 어릴 때부터 차분하고 고요한 수련의 모습을 보여주고 또 조금 커서는 함께 수련하면서 자기 몸을 자기가 책임지고 지킬 줄 아는 건강한 아이로 키우고 싶다는 생각을 합니다.

한 몸에 두 개의 심장이 뛰고 있다는 것은 정말로 놀랍고, 신비롭고, 대단한 일입니다. 지금은 힘들더라도 아기도 나도 건강하다는 믿음을 가지고 꾸준히 수련하면 행복한 자연분만으로 아기를 만나는 기쁨을 누릴 수 있을 거라고 믿습니다. 지금 수련하고 계시는 후배(!)임산부들께 격려를 드리고 싶고 제가 그랬듯이 수련과 함께하는 즐거운 임신기간 보내시기를 바랍니다.

이영희님 • 건강한 사회와 세상을 꿈꾸며 작은 힘이라도 보태려고 노력하는 늦깍이 새내기 주부로서 이제 '희령이 엄마'라는 새로 생긴 호칭이 무척 자랑스럽고 행복하다고 합니다. 지금은 희령이와 함께 연구원으로 나와 산후수련을 하고 있습니다.

참고한 책

신문균(외),「인체 해부학」, 서울 : 현문사, 1991.
신태선, 박형우,「인류 해부학」, 서울 : 신광출판사, 1985.
이승용,「한국인을 위한 오행요가」, 서울 : 도서출판 홍익요가연구원, 2000.
이승용,「한국인을 위한 음양요가」, 서울 : 도서출판 홍익요가연구원, 1996.
이영숙(외),「모성 간호학」, 서울 : 현문사, 1998.
이희주,「쉬운 요가 편안한 임신」, 서울 : 도서출판 홍익요가연구원, 1997.
장춘자, 조희숙, 최연숙,「모성 간호학」, 서울 : 수문사, 1988.
최연순(외),「부인과 간호학」, 서울 : 수문사, 1988.
한국문화상징사전 편찬위원회,「한국문화상징사전」, 서울 : 동아일보사, 1994.
허준, 동의보감 국역위원회(역),「동의보감」, 서울 : 남산당, 1990.

Freedman, Francoise Barbira, *Postnatal Yoga*, London : Lorenz Books, 2000.
Iyengar, Geeta S., *Yoga A Gem For Women*, Spokane, WA : Timeless Books, 1995.
Lasater, Judith, *Relax & Renew*, Berkeley, CA : Rodmell Press, 1995.
Stwart, Mary & Tobias, Maxin, *Stretch & Relax*, London : Dorling Kindersly, 1987.

홍익요가연구원의 책

음양요가

10년이 넘도록 이 땅의 요가계의 교과서로 불리우는 「음양요가」가 개정증보판으로 옷을 갈아입었습니다. '음양-요가'란 가장 대중적인 요가의 한 종류인 '하타-요가(Hatha Yoga)'를 우리식으로 표현한 말로 하타-요가의 철학적이며 경전적인 의미를 살려 우리 문화와 정신에 맞게 쉽게 설명하고 있습니다. 부록으로 저자의 실수련 지도육성 오디오CD를 수록하였습니다.

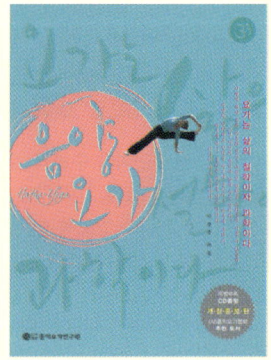

- 요가는 단순한 건강법이 아닌 삶의 철학이자 과학이다. 이채로운 경력의 지은이가 말하는 한국적인 요가 정립을 위한 발걸음! 〈문화일보 1995.12.8〉
- 육체적인 건강은 물론 정신건강에도 뛰어난 효과를 가진 요가를 한국인의 정서와 체질에 맞추어 소개 〈서울신문〉
- 이 책은 단순한 동작 사진 위주의 구성을 뛰어넘는다. 요가의 동작과 호흡, 명상에 이르는 실수련의 이론과 실전을 다루면서도 그 철학적 원리를 소개했다. 저자의 실전 경험과 수련을 바탕으로 요가의 내용을 쉬운 우리말로 생생하게 설명했다. 〈경향신문 2007.10.13〉
- 10년 동안 20여쇄를 찍으며 꾸준히 팔려온 요가 교과서「음양요가」가 개정증보판으로 옷을 갈아입었다. 이번 개정판은 초보자부터 전문가까지 단계별로 활용하도록 99개의 자세를 소개했다. 〈한겨레신문 2007.10.12〉
- 「음양요가」에는 철학을 중심으로 요가의 개념적인 설명을 이론으로 다루고 있으며 중반 이후부터는 요가의 기본자세를 시작으로 음양-요가의 방법 등 실전을 중심으로 자세하게 풀어내고 있다. 〈법보신문 2007.10.24〉

오행요가

이 책은 요가와 오행사상, 요가와 우리 민족정신 요가와 오장육부의 관계, 체질과 운동의 관계를 망라한 오천년의 역사의 건강비법을 소개하고 있습니다.

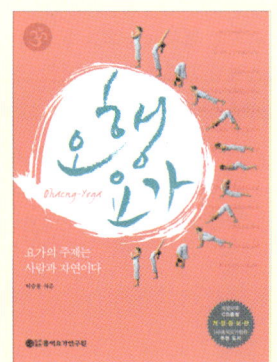

- 「오행-요가」는 요가에서 우주의 다섯 요소로 여기는 흙, 물, 불, 공기, 기와 전통적인 오행론의 목, 화, 토, 금, 수가 같은 개념임을 밝히고 요가철학과 오행사상의 핵심인 조화, 균형, 공존의 사상으로 몸과 마음의 건강에 관해 일목요연하게 정리하고 있다. 〈법보신문 1997.8.6〉
- 한국인에 맞는 요가, 바쁜 현대인들이 실천하기 쉽도록 오장육부의 건강상태에 따라 자신에게 맞는 운동법과 수련강도를 달리한 "파워요가"를 수록했다. 〈한국경제신문 1997.8〉
- 한국 전통사상과 요가 수행법의 접목을 시도! 〈중앙일보 1997〉
- 요가의 어려운 내용을 우리 몸과 정서에 맞게 고유의 전통사상과 음양오행의 원리로 쉽게 설명했다. 특히 저자가 자신의 체험수행을 바탕으로 체계적인 수련법도 제시했다. 〈스포츠 서울 1997.7.21〉

홍익요가연구원의 책

나의 삶 요가와 자연 1, 2

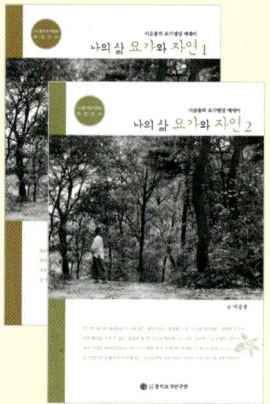

이십여 년이 넘도록 요가를 수행해온 지은이의 인생 및 수행여정과 요가수행 철학을 엿보며 책을 읽는 독자들도 '생활 속의 수행'을 어떻게 실천할 것인가에 대한 실마리를 찾을 수 있는 책.

1권에서는 지은이를 수행의 길로 들어서게 한 인생의 화두와 인생여정을 잔잔하게 보여준 다음, 건강에 대한 개념을 바꿔주는 강의내용, 제자들에게 주는 메시지는 특히 요가 지도자들로서의 참모습을 그릴 수 있도록 한다.
2권에서는 요가와 우리 정신에 관한 철학적이며 사상적인 강의내용을 쉽게 전달하고 있으며 일반인들에게 띄우는 편지형식의 수행에세이가 마음을 맑게 만들어준다. 또한 요가책으로서는 드물게 요가순례기를 담고 있다.
"요가는 의식운동이다"라고 강조하는 지은이의 말과 언행일치되는 그의 삶은 스트레스에 시달리는 현대인에게 시원한 청량제와 같다.

구름아 임자도 화나면 벼락 치는가

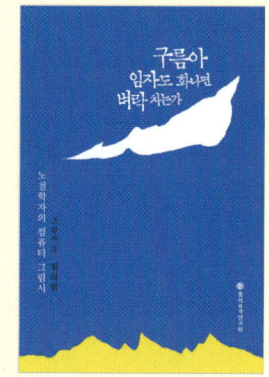

- 여든을 훌쩍 넘긴 노철학자가 컴퓨터 그림판으로 그림을 그렸고 동심을 추억하며 시를 썼다. 불교철학과 인도철학의 대가지만 고향에 대한 애틋함을 그려낼 때는 더없이 그윽하고 순수한 아이의 눈이 된다. 철학자이자 수행자로서의 삶에 대한 통찰이 돋보인다. 〈서울신문 2010.12.18〉

- 원로 철학자 원의범 동국대 인도철학과 우대교수가 직접 컴퓨터 그림판으로 그린 그림과 시. 북녘 고향을 향한 애틋한 그리움, 90평생 삶의 철학과 학문의 길을 글과 그림에 담았다. 〈한겨레 2010.12.17〉

- 이 책은 인생의 황혼기에 자신의 삶을 정리하는 이 시대의 어른이 남기는 수행자적인 경책이자 회고록이라 할 수 있으며 동시에 자신을 돌아보게 하는 명상시이기도 하다. 〈법보신문 2010.12.20〉

홍익요가연구원에서 펴낸 책들은 www.yogahi.com에서 보실 수 있습니다.

쉬운 요가 편안한 임신

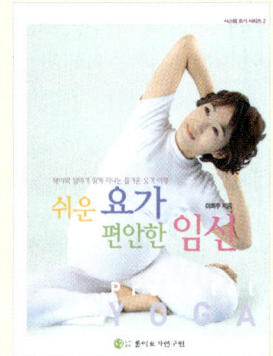

- 임신부들이 집에서 혼자 책을 보며 수련을 하도록 만들어진 책, 시간을 따로 내기 힘들거나 거동이 불편한 만삭의 임신부들에게 유용하다. 〈경향신문 1997.3.12〉

- "무통분만" 길 트는 한국적 요가! 요가의 일반적인 수련과정인 운동, 호흡, 명상에 우리의 전통적인 태교를 더하여 임신부와 아기 모두 건강할 수 있다. 〈한겨레21 1997.2〉

- 이 책을 통해 저자는 모든 임산부의 소망이라 할 수 있는 자연분만, 건강한 아이, 출산 뒤 빠른 회복의 비결을 제시하고 있다. 〈한국경제신문 1997.3〉

- 초보자도 따라할 수 있는 요가 입문서 「쉬운 요가 편안한 임신」은 생리통, 생리불순, 요통에도 탁월한 효과가 있는 요가의 기본개념과 운동법을 소개하고 있다. 〈중앙일보 1997.2〉

달·여성·요가

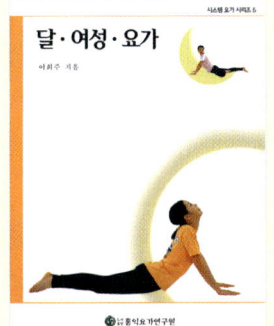

이 책은 지은이 자신이 직접 수행하고 가르친 다년간의 풍부한 실제경험을 바탕으로 이 땅의 여성체질과 정서에 맞게 풀어낸 여성건강의 핵심을 다룬 건강지침서입니다.
여성만이 겪는 월경과 폐경에 관련된 여러 가지 증상에 대한 특별하고 안전한 수련 프로그램과 현대여성의 소망인 건강한 아름다움을 위한 맞춤 실수련을 안내합니다.

- 요가와 달 그리고 여성의 의미를 음양오행사상과 요가 경전원리로 해석해 그 답을 보여주고 있다. 〈일간스포츠 2000.7.3〉

- 생리와 임신 출산 등의 변화를 겪게 되는 여자 몸에 왜 요가가 좋은가, 요가로 다이어트와 피부를 가꾸는 방법들이 소개되어 있다. 효과적인 자세들이 자세히 설명되어 있고 요가 수련을 해 본 사람들의 경험담도 곁들여져 있다. 〈여성중앙 21 2000〉

- 건강과 미용, 통증 등 증상에 따라 자세를 달리하는 요가를 통해 효과적으로 여성 질환을 치료할 수 있다. 〈법보신문 2000.7〉

홍익요가연구원의 책

고&플라이 스카이 요가

이 책은 여행을 꿈꾸고 준비하는 분들에게 꼭 필요한 요가 전문서입니다. 비행기 승무원과 파일럿, 해외 마케팅 종사자, CEO, 투어 컨덕터, 여행생활자, 운전자 등 좁은 공간에서 움직임이 제한된 생활을 많이 하는 분들과 여행을 하는 모든 분들을 위한 건강 요가 프로그램을 소개하고 있습니다.

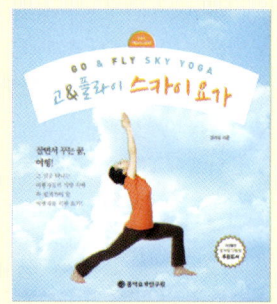

- 비좁은 비행기 좌석, 막힌 사무실 의자 같은 좁은 공간에서 쉽게 몸을 푸는 방법은 없을까? 비행기 안에서 하기 좋은 요가, 집에서 하기 좋은 요가, 여행지에서 피로 회복으로 할 만한 요가 등을 신체 부위별, 증상별로 정리했다. 일상생활 속 바른 자세, 바른 식사와 다이어트법 등 다양한 건강상식도 덧붙여 가르쳐준다. 〈한겨레 2011.4.30〉

신나는 태극 어린이 요가

이 책은 21세기 세계무대의 주역이 될 우리 어린이의 몸과 마음의 건강을 위한 책으로 부모님과 자녀가 함께 할 수 있습니다. 나아가 어린이 교육현장에서 발로 뛰고 계신 모든 선생님들을 위한 좋은 건강 지침서입니다.

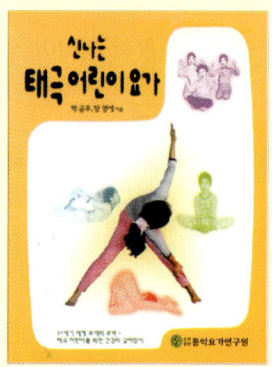

- 수천 년이 넘는 역사를 통해 효능을 인정받아온 요가를 어린이들의 몸과 정서에 맞게 풀었다. 〈동아일보 1998.6〉

- 집중력을 높이며 차분하고 병치레 모르는 어린이로 키워주는 어린이 요가의 선구자, 홍익요가연구원 〈국민일보 1998.6〉

- 바른 자세와 바른 생활습관의 필요성, 몸의 구조와 움직이는 원리를 먼저 간단히 설명한 뒤 요가 운동법과 호흡법, 명상 기법 등을 사진, 그림과 함께 설명하였다. 〈한겨레신문 1998.6〉

- 우리 민족정신을 바탕으로 어린이들에게 건강한 몸과 바른 마음을 키워줄 수 있는 태극 어린이 요가 지침서 〈한겨레21 1998.5.14〉

- 아동, 청소년의 신체와 정서에 걸맞게 요가자세를 생생한 사진과 그림, 삽화로 표현한 화제의 책 〈경향신문 1998.5〉

홍익요가연구원에서 펴낸 책들은 www.yogahi.com에서 보실 수 있습니다.

요가 건강과 지혜의 길

"명상은 누구의 정신적 노예가 되는 것도 아니고 또 특정한 지식, 사상, 주의, 이념, 제도에 종속되는 것도 아니다. 이 모든 것의 너머에 있는 그 무엇이다." 이 책에서는 일반인들이 혹하기 쉬운 기, 기를 운용하는 방법에 관한 잘못된 인식을 명쾌하게 끄집어내고 있습니다. 또한 요즘 유행의 흐름을 타고 있는 명상, 선, 젠에 관한 지은이의 충고는 이 시대 모든 사람들이 귀담아 들어야 할 중요한 메시지입니다.

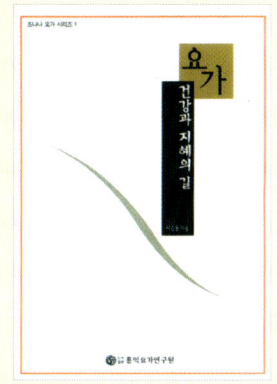

- 요가와 명상을 통해 지혜와 건강에 이르는 철학적 실용서 〈한겨레신문 2001.7.28〉
- 몸과 마음을 갈고 닦는 요가수련의 기본원리를 강의 형식으로 쉽게 정리한 책 〈경향신문 2001.7.28〉
- "생활 속의 수행"을 실천할 수 있도록 도움을 주는 책, 자연 건강과 지혜의 길로서 요가와 명상에 대해 강의한 내용과 귀농해서 겪은 농사와 일상에서의 경험에 대해서 풀어놓은 글이다. 〈여성불교 2001.7〉
- 일반인들의 관심이 증폭되고 있는 기(氣)에 대해 명쾌히 설명 〈법보신문 2001.7〉

스승 곁에 앉다

- 제목인 '스승 곁에 앉다'는 방대한 양과 역사를 지닌 요가경전인 「우파니샤드」를 직역한 것. 자연과 삶의 진리를 배우기 위해 스승 곁에 묵묵히 앉아 있는 제자가 바로 지은이다. 서양의학을 전공한 지은이가 자연철학이자 자연건강 수련법인 요가에 관한 과정을 따라가다 보면 일상과 수행의 두 가지 잣대를 조화롭게 이루어가는 치열한 삶을 만날 수 있다. 요가와는 전혀 거리가 먼 환경에서 살았던 지은이가 요가에 입문해 몸과 마음을 갈고 닦는 과정에서 느끼고 경험한 일들을 에세이 형식으로 담담하게 풀었다. 생활 속에서 느낀 소소한 감정들을 솔직하게 이야기하면서 일반인들을 위한 간단한 요가 상식도 전해준다. 〈한겨레21 2001.8.9〉

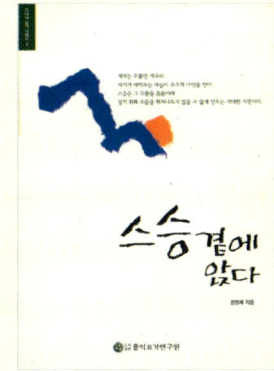

- 이 책은 요가를 배우고 가르치게 된 개인의 사적 체험을 담고 있다. 종합병원 응급실 간호사였던 지은이는 동서양의학이 만나는 또 다른 지점에 관심을 갖게 됐다. 그는 단순히 건강을 지키기 위한 운동을 넘어서는 요가의 철학적 의미에 대해 이야기한다. 〈씨네21 2001.8.1〉

■ 제왕절개술 후의 프로그램

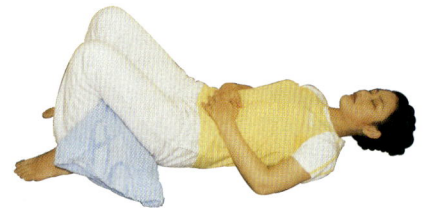
완전휴식자세

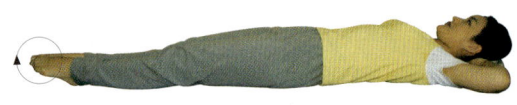
발목돌리기

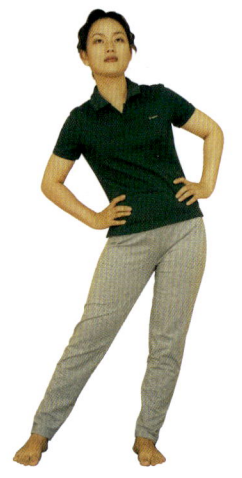
허리 돌리기

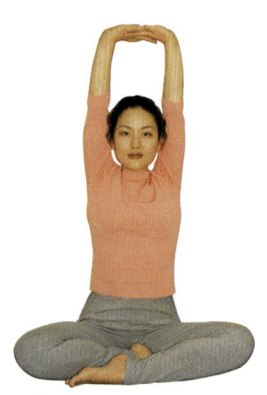
앉은 산자세

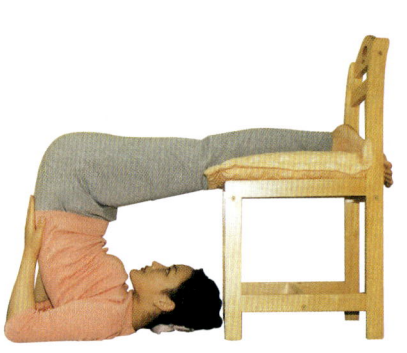
쟁기자세

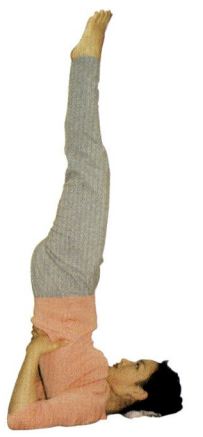
어깨로 서기

■ 유산 후의 프로그램

상처가 아물 때까지의 수련 : 완전휴식자세, 아스위니 무드라

상처가 아문 뒤의 수련

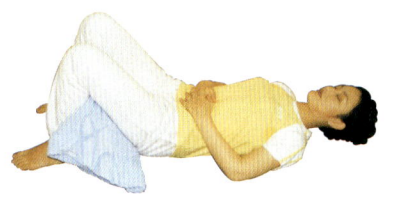

완전휴식자세

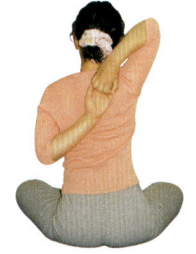

소머리자세

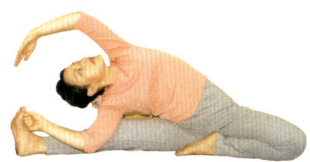

몸통돌려 머리를 무릎에 대기

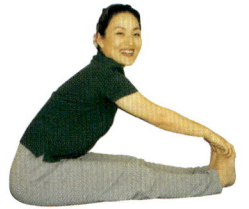

강하게 앞으로 숙이기자세

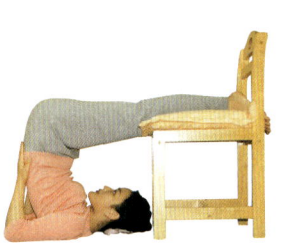

쟁기자세

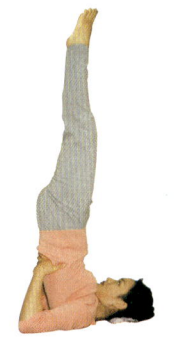

어깨로 서기

산후 다이어트 요가

1판 1쇄 2001년 12월
1판 5쇄 2007년 9월
2판 1쇄 2011년 6월

지은이 이희주
펴낸이 하승희
펴낸곳 홍익요가연구원

등록 제 2011-000001호
주소 충북 충주시 동량면 조동리 1601 홍익요가중앙연수원 내
전화 서울사무소 02.333.2350
팩스 서울사무소 02.333.2351
홈페이지 www.yogahi.com

표지 디자인 구화정 page9
본문 디자인 플랜필드

표지 사진 김지희 page9
본문 사진 홍익요가연구원

인쇄 대진문화사
ⓒ 이희주

※ 이 책의 사진과 그림을 포함한 모든 내용은 국내 및 국제 저작권법의 보호를 받고 있습니다.
지은이와의 서면 허락 없이 무단 복제, 복사, 인용, 배포를 금합니다.
잘못된 책은 구입한 곳에서 교환해 드립니다.

ISBN 978-89-86748-08-6 23510